重庆医科大学附属第一医院护理科研基金（HLJJ2021-9）

重庆医科大学附属第一医院2024年一流学科——护理学科建设（03010205040301）

# 慢性肾脏病管理
# 实 践 手 册

MANXING SHENZANGBING
GUANLI SHIJIAN SHOUCE

刘宪丽｜主编

刘冬梅　刘玉宏　于晓涵｜副主编

U0280320

重庆大学出版社

**图书在版编目（CIP）数据**

慢性肾脏病管理实践手册 / 刘宪丽主编. --重庆：
重庆大学出版社，2024.9. --（临床医学专著系列）.
ISBN 978-7-5689-4788-6

Ⅰ. R692-62

中国国家版本馆CIP数据核字第2024CB4732号

**慢性肾脏病管理实践手册**

主　编　刘宪丽

策划编辑：胡　斌

责任编辑：张羽欣　　版式设计：王　杭
责任校对：谢　芳　责任印制：张　策

\*

重庆大学出版社出版发行

出版人：陈晓阳

社址：重庆市沙坪坝区大学城西路21号

邮编：401331

电话：（023）88617190　88617185（中小学）

传真：（023）88617186　88617166

网址：http://www.cqup.com.cn

邮箱：fxk@cqup.com.cn（营销中心）

全国新华书店经销

重庆正文印务有限公司印刷

\*

开本：720mm×1020mm　1/16　印张：16.5　字数：280千
2024年9月第1版　2024年9月第1次印刷
ISBN 978-7-5689-4788-6　定价：68.00元

# 编委会

**主　编**

　　刘宪丽　重庆医科大学第一附属医院

**副主编**

　　刘冬梅　重庆医科大学第一附属医院

　　刘玉宏　重庆医科大学第一附属医院

　　于晓涵　重庆医科大学第一附属医院

# 前　言

　　慢性肾脏病作为一种全球性的公共卫生问题，其患病率高、预后差以及医疗费用高昂已成为社会关注的焦点。流行病学调查显示，全球慢性肾脏病的患病率约为14.3%，而我国也达到了10.8%。这些数据，不仅揭示了慢性肾脏病在全球范围内的严重性，也凸显了我国在应对这一疾病方面的艰巨性和紧迫性。

　　随着医学技术的进步和医疗模式的转变，慢性肾脏病的管理已从单一的药物治疗向多学科、全方位的综合管理模式转变。这一转变，要求医疗人员不仅要具备扎实的专业知识和技能，而且要掌握最新的管理理念和实践方法。因此，编写一本《慢性肾脏病管理实践手册》，显得尤为必要和迫切。

　　本书旨在为广大医疗工作者、患者及其家属提供一本全面、系统、实用的慢性肾脏病管理指南。本书坚持理论与实践相结合、科学性与可操作性并重，内容涵盖慢性肾脏病的定义、分期、诊断、治疗、营养管理、心理支持等方面，力求做到概括全面、通俗易懂、务实管用。

　　在编写过程中，我们参考了国内外先进的研究成果、临床经验和专家共识，确保书中内容具有权威性和前瞻性，同时充分考虑患者的实际需求，努力为患者提供个性化、精准化的管理建议。我们相信，通过本书的推广和应用，将有助于提高我国慢性肾脏病的管理水平，提高患者的生活质量，减轻患者家庭和社会的经济负担。

　　最后，感谢所有为慢性肾脏病防治事业作出贡献的专家和学者，是他们的辛勤工作和无私奉献，为我们提供了宝贵的经验和智慧。感谢患者及其家属的理解和支持，是他们的信任和鼓励，让我们有不断前行的动力。

# 目 录
CONTENTS

第一章　慢性肾脏病概述　　　　　　　　　　　　　　1

　　第一节　肾脏的结构与功能　　　　　　　　　　　/2

　　第二节　慢性肾脏病常见症状和体征　　　　　　　/6

　　第三节　慢性肾脏病的常用检查　　　　　　　　　/10

　　第四节　肾脏活体组织检查术　　　　　　　　　　/13

第二章　慢性肾脏病基础知识　　　　　　　　　　　23

　　第一节　慢性肾小球肾炎　　　　　　　　　　　　/24

　　第二节　肾病综合征　　　　　　　　　　　　　　/30

　　第三节　IgA 肾病　　　　　　　　　　　　　　　/41

　　第四节　糖尿病肾病　　　　　　　　　　　　　　/50

　　第五节　狼疮肾炎　　　　　　　　　　　　　　　/61

　　第六节　过敏性紫癜性肾炎　　　　　　　　　　　/73

　　第七节　慢性肾衰竭　　　　　　　　　　　　　　/80

第三章　慢性肾脏病常见并发症的管理　　　　　　　95

　　第一节　肾性高血压　　　　　　　　　　　　　　/96

　　第二节　肾性贫血　　　　　　　　　　　　　　　/105

第三节　肾性骨病　　　　　　　　　　　　　　　/113

第四节　慢性肾脏病相关瘙痒　　　　　　　　　　/121

# 第四章　慢性肾脏病分期管理　　　　131

第一节　慢性肾脏病的概述　　　　　　　　　　　/132

第二节　慢性肾脏病 G1—2 期患者的管理　　　　　/135

第三节　慢性肾脏病 G3—5 期患者的管理　　　　　/141

第四节　围透析期慢性肾脏病患者的管理　　　　　/148

第五节　血液透析患者的管理　　　　　　　　　　/155

第六节　腹膜透析患者的管理　　　　　　　　　　/168

第七节　肾移植患者的管理　　　　　　　　　　　/177

# 第五章　慢性肾脏病的营养管理策略　　　197

第一节　营养评估　　　　　　　　　　　　　　　/198

第二节　慢性肾脏营养治疗　　　　　　　　　　　/207

# 第六章　慢性肾脏病患者的用药管理　　　217

第一节　慢性肾脏病药物基本知识　　　　　　　　/218

第二节　慢性肾脏病常用药物及注意事项　　　　　/221

# 第七章　慢性肾脏病患者的运动策略　　　235

第一节　运动康复策略对慢性肾脏病患者的意义　　/236

第二节　慢性肾脏病患者的运动管理　　　　　　　/238

# 第八章　慢性肾脏病患者的人文关怀　　　245

第一节　慢性肾脏病患者的心理表现　　　　　　　/246

第二节　慢性肾脏病患者心理调适的方法和技巧　　/250

第三节　慢性肾脏病患者实施人文关怀的意义　　　/253

# 第一章

# 慢性肾脏病概述

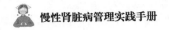

# 第一节　肾脏的结构与功能

## 一、肾脏的解剖结构

肾脏属于腹膜外实质性器官，位于腹膜后间隙内脊柱的两侧，左右各一，内贴于腹后壁。左肾较右肾更靠近中线。右肾上邻肝脏，所以略低于左肾。左肾长轴向左下倾斜，左肾上极平第 11 胸椎下缘，下极平第 2 腰椎下缘；右肾上极平第 12 胸椎，下极平第 3 腰椎。以肾门为准，左肾门约平第 1 腰椎，右肾门平第 2 腰椎，距正中线 5 cm。肾脏形如蚕豆，呈红褐色，长 10~12 cm，宽 5~6 cm，厚 3~4 cm，质量 130~150 g。女性肾脏的体积和质量略小于男性。儿童肾脏的体积和质量小于成人，新生儿肾脏下端有时可达髂嵴附近。肾脏的位置可随呼吸及体位而轻度改变。

## 二、肾脏的毗邻结构

右肾的前上 2/3 为肝，下 1/3 为结肠右曲，内缘为十二指肠；左肾的上 1/3 为胃，中 1/3 为胰腺，下 1/3 为空肠，外上 1/2 为脾脏，外下 1/2 为结肠左曲。肾活检穿刺一般选择右肾下极，从背后进针，邻近的重要器官较少。

## 三、肾脏的组织结构

肾脏的基本结构和功能单位是肾单位（nephron）。每个肾脏约有 100 万个肾单位，每一个肾单位由肾小体和肾小管所组成，是尿液生产的主要场所。肾小体由肾小球和肾小囊组成，肾小体中心部分为肾小球毛细血管丛，外面为肾小囊，也称"鲍曼囊"；进出毛细血管丛的小动脉分别为入球小动脉和出球小动脉。肾小管长而弯曲，包括近曲小管、髓袢细段和远曲小管三段。远曲小管通过连接小管与集合管相连，集合管汇集在肾乳头合成乳头管，尿液由此流入肾小盏。从肾脏的冠状面看，肾脏分为皮质和髓质，髓质又分为外髓和内髓，外髓还分为外带和内带。肾小体只存在于肾皮质。肾髓质有肾小管、集合管、肾间质和肾血管。集合管不是肾单位的组成部分，是肾脏调节水和电解质平衡的最后部位。集合管通过抗利尿激素参与尿浓缩功能的调节，根据其所在的位置可分成三段：皮质集合管、髓质集合管和髓质内带集合管。

## 四、肾的血液循环

肾具有丰富的血液循环，占心排血量的 20%~25%。肾动脉起自腹主动脉，约在第 1 腰椎的位置分别进入两侧肾，形成数支肾段动脉，然后依次分支为叶间动脉、弓状动脉、小叶间动脉，最后形成入球小动脉进入肾小球。血液由入球小动脉进入肾小球毛细血管球，然后经由出球小动脉流出。出球小动脉再形成复杂的肾小管周围毛细血管网，逐渐融合汇集为小叶间静脉、弓状静脉、叶间静脉，最后形成肾静脉，进入下腔静脉。肾动脉在肾实质内形成 2 个毛细血管网：①肾小球毛细血管网，血压较高，利于血浆滤过形成原尿；②肾小管周围毛细血管网，血压较低而胶体渗透压较高，利于肾小管的重吸收。

## 五、肾脏的生理功能

肾的主要生理功能是排出代谢产物，调节水、电解质和酸碱平衡，维持机体内环境稳定。以上功能要依靠肾小球滤过及肾小管的重吸收和分泌来完成。肾是内分泌器官，可以产生和分泌酶和激素。

### （一）肾小球的滤过及其调节

肾小球滤过是产生尿液的第一步，是一个被动的过程，不需要消耗能量。滤过膜由肾小球毛细血管内皮细胞、基底膜及上皮细胞组成。血浆的液体和溶质经过滤过膜形成超滤液，即原尿。每分钟两肾生成的超滤液量称为肾小球滤过率（glomerular filtration rate，GFR），正常人的 GFR 为 120 mL/min，与年龄、性别有关，一般 40 周岁以后肾小球滤过率每年下降约 1%。

## （二）肾小管的重吸收和分泌功能

肾小管和集合管具有重吸收和分泌功能。原尿中 99% 的水、全部葡萄糖和氨基酸、大部分的钠、钾、氯、碳酸氢根（$HCO_3^-$）及部分尿素等，被肾小管和集合管重吸收回血液。肾小管和集合管又可将自身代谢产生的某些物质或血液中的某些物质分泌到肾小管中。

1. 肾小管不同节段的重吸收特性

肾小管不同节段具有不同的重吸收特性。近曲小管（proximal convoluted tubule，PCT）细胞重吸收能力最强，正常情况下，PCT 重吸收全部的葡萄糖和氨基酸，以及 65% 左右的钠和水。PCT 通过细胞基底侧的 $Na^+$– $K^+$ 泵主动重吸收钠离子，主要阴离子——碳酸氢根和氯离子随钠离子一起转运，葡萄糖、氨基酸和维生素的重吸收是与钠耦联的继发性主动转运及顺电化学梯度的被动弥散，尿素的重吸收是通过化学梯度驱动的跨细胞膜被动弥散，水则通过渗透作用被重吸收。在远曲小管（distal convoluted tubule，DCT），基底侧膜存在钠离子的一级主动转运，在顶端膜则为通过 $Na^+$–$Cl^-$ 协同转运的次级主动转运。在此段，钙在甲状旁腺激素（parathyroid hormone，PTH）的作用下被动重吸收。远曲小管后是集合管，最后阶段的重吸收发生于此。在基底侧膜上，存在钠离子的一级主动转运机制；而在顶端膜，则进行着由醛固酮调控的、基于钠 - 氯协同转运的次级主动转运过程，此外，该区域还可能发生由 PTH 调控的钙重吸收现象。

2. 离子在肾小管不同节段重吸收的比例

不同的离子在肾小管不同节段重吸收的比例不同。肾小球滤过的钠有 60% 在近端肾小管重吸收，有 25%~40% 在髓袢重吸收，仅有 8% 在远端肾单位重吸收。原尿中的钾主要在近端肾小管重吸收，约占滤过钾总量的 50%，髓袢升支粗段也重吸收大量的钾；远曲小管和皮质集合管主要负责钾的排泌，肾对钾的再排泌是调节钾平衡的重要过程。滤过的钙有 98%~99% 经肾小管重吸收，其中约 70% 在近端肾小管重吸收，约 15% 在髓袢重吸收，10%~15% 在远端肾小管重吸收，最终每天约有 200 mg 的钙经肾排泄。肾小球滤出的磷酸盐有 90% 在肾小管重吸收，其中 80% 在近端小管重吸收，10%~20% 在远端小管重吸收。

3. 肾小管的分泌功能

肾小管通过分泌功能排出和血浆蛋白结合的物质，如药物和代谢产物等，并排出体内不需要的被动重吸收的物质，如尿素和尿酸等。在集合管和远曲小管远端通过醛固酮调节钾的排泄也是肾小管分泌功能的一部分。肾小管还通过分泌氢离子、碳酸氢根离子及重吸收氯离子来调节酸碱平衡。另外，肾小管还可分泌肌酐、氨和其他多种有机酸和碱。

### （三）肾血流量和肾小球滤过率的调节

肾血流量和肾小球滤过率（GFR）受神经体液因子的调节，包括交感神经系统递质、血管紧张素 II、去甲肾上腺素、肾上腺素、内皮素、一氧化氮、前列腺素等。另外，肾具有自我调节能力，当血压上升时，血管平滑肌细胞受到牵拉，肌源性反应使肾小球入球小动脉收缩，GFR 下降；当血压下降时，入球小动脉扩张，更多的血液能够进入肾小球，GFR 升高。肾动脉压力增高时，GFR 随之增高，到达远端肾单位的液体和钠的量会增加，此处的致密斑会感受液体流量和钠浓度，释放肾素，收缩入球小动脉，减少血流灌注；反之，当血压下降时，到达远端肾单位的流量和钠会减少，致密斑感受变化后引起血管扩张，提高 GFR，以此维持 GFR 在一定范围内。但是，肾自身调节机制发挥作用的血压范围为 80~180 mmHg，当血压超出这个范围，自身调节机制将会失效。

### （四）肾对血容量和渗透压的调节

肾通过控制血液中的水、溶质和电解质的含量来调节血浆渗透压，它在维持人体水和渗透压的平衡中发挥至关重要的作用。血浆经肾小球滤过后，在肾小管重吸收，肾通过控制重吸收的液体量来调节渗透压。肾具有很强的调整液体和电解质排泄的能力。肾小球平均每天滤过液体量约为 180 L，而人体内血浆量约为 3 L。因此，肾每天需要处理大量的液体和溶质，较高的 GFR 使肾能够快速、精准地调控体液容量和成分，从而维持渗透压平衡。

## （五）肾的内分泌功能

肾是一个内分泌器官，具有重要的内分泌功能，可合成和分泌多种激素，从而参与机体多种生理功能的调节。肾分泌多种参与血流动力学调节的生物活性物质，其中包括肾素、激肽释放酶及激肽类、前列腺素、内皮素、一氧化氮、利钠肽等。此外，肾还能分泌促红细胞生成素，参与人体红细胞的生成；分泌1，25-二羟维生素 $D_3$，参与钙磷代谢和骨骼生长的调节。

刘玉宏

# 第二节　慢性肾脏病常见症状和体征

## 一、肾源性水肿

水肿（edema）是肾小球疾病最常见的临床表现，多出现在组织疏松部位（如眼睑）以及身体下垂部位（如脚踝、胫前部位），长期卧床者最易出现在骶尾部。肾源性水肿质软而易移动，临床上呈现凹陷性水肿。水肿根据程度不同可分为：①隐性水肿，仅有体重增加，无水肿可见；②轻度水肿，晨起眼睑水肿及其他组织疏松处的肿胀，坐立久后的是背部水肿等；③重度水肿，为全身性水肿，可延及球结膜、会阴部、胸腹壁，甚至出现胸腔积液、腹水。肾小球疾病引起的水肿按发生机制可分为以下两类。

## （一）肾炎性水肿

肾小球滤过率下降，而肾小管重吸收功能相对正常，造成"球-管失衡"和肾小球滤过分数（肾小球滤过率/肾血浆流量）下降，进而导致水钠潴留而产生水肿。肾炎性水肿组织间隙蛋白含量高，水肿多从眼睑、颜面部开始，指压凹陷不明显。由于水钠潴留，血容量扩张，血压常可升高。而高血压、毛细血管通透性增加等因素又导致水肿持续和加重。

### （二）肾病性水肿

长期大量蛋白尿造成血浆蛋白减少，血浆胶体渗透压降低，液体从血管内进入组织间隙，造成水肿。此外，继发性有效血容量减少可激活肾素-血管紧张素-醛固酮系统，使抗利尿激素分泌增多，可进一步增加水钠潴留，加重水肿。值得注意的是，肾病性水肿一般较严重，多从下肢部位开始，常为全身性、体位性和凹陷性，可无高血压及循环淤血的表现。

## 二、尿路刺激征

尿路刺激征（urinary irritation symptoms）指膀胱颈和膀胱三角区受炎症或机械刺激而引起的尿频、尿急、尿痛，可伴有排尿不尽感及下腹坠痛。尿频指尿意频繁而每次尿量不多；尿急指一有尿意就迫不及待地想要排尿；尿痛指排尿时伴有会阴或下腹部疼痛。

## 三、肾性高血压

肾性高血压比较常见。根据发病部位不同，临床上肾性高血压又分为肾实质性高血压和肾血管性高血压。肾实质性高血压的患者中，80%以上为容量依赖型，仅10%左右为肾素依赖型，部分患者两种因素同时存在。

## 四、尿异常

### （一）尿量异常

正常人每天平均尿量为1500 mL，尿量的多少取决于肾小球滤过率和肾小管重吸收量，尿量异常包括少尿、无尿、多尿和夜尿增多。

1.少尿

少尿（oliguria），指每天尿量少于400 mL或少于17 mL/h。

## 2. 无尿

无尿（anuria），指每天尿量少于 100 mL 或 12 小时无尿液排出。少尿可因肾前性（如血容量不足或肾血管痉挛等导致的肾脏血流灌注不足）、肾性（如各种肾脏疾病，急性肾损伤、各种病因导致的慢性肾衰竭等肾脏本身器质性病变）以及肾后性（如输尿管病变、膀胱颈病变、尿道病变、结石等）因素所致。

## 3. 多尿

多尿（polyuria），指每天尿量超过 2 500 mL。尿量 > 4 000 mL/d 为尿崩。多尿分肾性和非肾性两类，肾性多尿见于各种原因所致的肾小管功能不全，非肾性多尿多见于糖尿病、尿崩症和溶质性利尿等。

## 4. 夜尿增多

夜尿增多（frequent urination at night），指夜间睡眠时尿量超过 750 mL 或夜间尿量超过白天尿量（正常日间与夜间的尿量比值为 2 : 1）。夜尿增多的常见病因为慢性进展性肾脏疾病、排尿性夜尿和精神性夜尿等。

### （二）尿成分异常

尿成分异常包括尿色异常、蛋白尿、血尿、白细胞尿（脓尿）、菌尿、管型尿、血红蛋白尿、肌红蛋白尿、卟啉尿和乳糜尿。

### 1. 蛋白尿

24 小时尿蛋白定量超过 150 mg 或尿蛋白定性试验阳性，称为蛋白尿（proteinuria）。蛋白尿常表现为尿泡沫增多。若每天持续超过 3.5 g/1.73 m² （体表面积）或者 50 mg/kg（体重），称为大量蛋白尿，尿蛋白定性试验表现为 +++ ~ ++++。蛋白尿根据性质可分为生理性蛋白尿和病理性蛋白尿。生理性蛋白尿可因发热、剧烈运动、充血性心力衰竭后出现的一过性蛋白尿，而患者的肾脏并无器质性病变。还有一种特殊的蛋白尿，即直立性蛋白尿，常见于发育期青少年，当直立或脊柱前凸姿势时出现蛋白尿，卧位时尿蛋白消失。病理性蛋白尿按发生机制，可分为以下 5 类。

（1）肾小球性蛋白尿。肾小球性蛋白尿是最常见的蛋白尿类型，系肾小球基底膜受损，通透性增加，血浆蛋白质大量滤出超过肾小管重吸收能力而引起的。若病变仅为基底膜电荷屏障破坏时，尿中出现以白蛋白为主的中小分子量蛋白质，称为"选择性蛋白尿"。若病变重，肾小球基底膜机械屏障受到破坏时，除中小分子量蛋白质外，尿中还排泄大分子量蛋白质，称为"非选择性蛋白尿"。

（2）肾小管性蛋白尿。肾小管性蛋白尿系肾小管结构或功能受损，导致肾小管对正常滤过的小分子量蛋白质（如 $\beta_2$ 微球蛋白、溶菌酶等）重吸收障碍而引起的蛋白尿。

（3）混合性蛋白尿。混合性蛋白尿为肾脏病变同时累及肾小球及肾小管时产生的蛋白尿，尿中所含的蛋白成分具有上述两种蛋白尿的特点，见于各种肾小球疾病的后期。

（4）溢出性蛋白尿。某些肾外疾病（如多发性骨髓瘤等）引起血中异常蛋白如血红蛋白、本周蛋白和免疫球蛋白轻链等增加，经肾小球滤过后不能被肾小管全部重吸收而引起蛋白尿。

（5）组织性蛋白尿。尿中肾脏或尿道分泌的蛋白增多，多见于肾和尿路肿瘤、感染及结石。

2. 血尿

血尿（hematuria）包括镜下血尿和肉眼血尿。镜下血尿是指尿色正常，但每个高倍镜视野红细胞计数超过 3 个或红细胞 $> 10 \times 10^6/L$；肉眼血尿是指尿中红细胞增多以致肉眼可见，尿外观呈洗肉水样、血样、酱油样或有血凝块，一般 1 L 尿含 1 mL 血液即呈肉眼血尿。血尿的成因多样，可由泌尿系统疾病引起，如肾小球肾炎、肾盂肾炎、泌尿道结石、泌尿系统结核、肿瘤等；也可由全身性疾病如血液病、感染性疾病等以及药物不良反应引起；此外，剧烈运动后可发生功能性血尿。临床上将血尿按病因分为肾小球源性和非肾小球源性。肾小球源性血尿系肾小球基膜断裂所致，可伴较大量蛋白尿和／或多种管型（尤其红细胞管型），且呈现变形红细胞血尿，红细胞变小，甚至破裂。非肾小球源性血尿则源于肾小球以下部位病变，如尿路感染、结石及肿瘤等，尿中红细胞大小形态均一。

### 3. 白细胞尿（脓尿）和菌尿

新鲜离心尿液镜检下每高倍视野白细胞 > 5 个或 1 小时新鲜尿液白细胞计数 > 40 万或 12 小时尿中白细胞计数 > 100 万，称为白细胞尿（leukocyturia）或脓尿（pyuria）。尿中白细胞明显增多常见于泌尿系统感染，肾小球肾炎等疾病也可出现轻度白细胞尿。菌尿（bacteriuria）指清洁中段尿涂片镜检，每个高倍镜视野均可见细菌，或尿细菌培养菌落计数超过 $10^5$ CFU/mL（菌落形成单位 /mL），仅见于尿路感染。

### 4. 管型尿

尿中出现管型，这是由于蛋白质、细胞或其碎片在肾小管内凝聚所致，包括细胞管型、颗粒管型、透明管型等，统称为管型尿（cylinderuria）。正常人尿中偶见透明管型及颗粒管型。白细胞管型是活动性肾盂肾炎的特征，上皮细胞管型可见于急性肾小管坏死，红细胞管型见于急性肾小球肾炎，蜡样管型见于慢性肾衰竭。

## 五、肾区痛

肾区痛系肾盂、输尿管内张力增高或包膜受牵拉所致，表现为肾区胀痛或隐痛、肾区压痛和叩击痛。多见于肾脏或附近组织炎症、肾肿瘤等。

刘玉宏

# 第三节　慢性肾脏病的常用检查

## 一、慢性肾脏病的实验室检查

### （一）尿液检查

常规的尿液检查包括三部分：一般性状检查、生化检查和尿沉渣有形成分显微镜检查。

### 1. 一般性状检查

一般性状检查主要包括尿液的颜色、比重、渗透压和pH。

（1）颜色。新鲜尿液颜色为无色或澄清、淡黄色或琥珀色。尿的颜色受多种因素影响，包括尿胆原、尿胆素、尿卟啉、饮食、药物和尿量等。病理情况下尿液颜色会有明显的变化。肉眼血尿，尿液可呈洗肉水样、浓茶样或血样；血红蛋白尿，尿液多呈酱油色样，见于各种原因所致的溶血；乳糜尿，由肠道吸收的乳糜液未能经正常的淋巴管流入血，逆流进入尿液所致，外观呈白色牛奶样，见于丝虫病或结核、肿瘤、胸腹部创伤等所致的肾周围淋巴循环受阻。

（2）尿比重和尿渗透压。尿比重和尿渗透压均表示尿中溶质含量，但尿渗透压不受蛋白、糖、造影剂等大分子物质的影响，能更准确地反映尿中排泄溶质含量，是测定肾小管浓缩稀释功能的理想方法。尿比重正常值：晨尿1.018~1.020。尿渗透压正常值：正常人禁饮水后尿渗透压 600~1 000 mOsm/（kg·$H_2O$），平均 800 mOsm/（kg·$H_2O$）。

（3）尿pH。正常新鲜尿液呈弱酸性，pH约为6.5，其波动范围为5.0~7.0。尿pH可受饮食、生理状态、药物和疾病等影响。

### 2. 尿液的生化检查

尿液的生化检查包括尿液蛋白质、糖、氨基酸和酮体等。

### 3. 尿沉渣有形成分显微镜检查

尿沉渣有形成分主要指细胞（红细胞、白细胞、上皮细胞）、管型、结晶、细菌和其他物质。

### 4. 尿细菌学检查

新鲜清洁中段尿细菌定量培养菌落计数 ≥ $10^5$ CFU/mL，如能排除假阳性，则称为真性菌尿。此外，膀胱穿刺尿细菌定性培养有细菌生长也提示真性菌尿。

### （二）肾小球滤过功能检查

单位时间内两肾生成原尿的量称为肾小球滤过率（GFR）。目前常用的评价 GFR 的方法及其临床判读介绍如下。

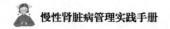

### 1. 血尿素氮

当肾小球滤过功能下降至正常的 1/2 以上时血中尿素氮浓度才会升高，故测定尿素氮可粗略估计 GFR。正常情况下，血尿素氮与血肌酐比值应为（10~15）∶1，比值升高多为肾前性因素，比值降低多为肾性病变。

### 2. 血清胱抑素 C

机体内胱抑素 C 产生率比较恒定，不受肌肉容积或性别等因素影响。肾脏是清除胱抑素 C 的唯一脏器，其浓度主要由 GFR 决定，因此血清胱抑素 C 比血清肌酐更能敏感地反映 GFR 的下降。

### 3. 血清肌酐

血清肌酐是评价 GFR 应用最广泛的指标。当 GFR 下降至正常的 1/3 时，血清肌酐才开始上升。因此肾功能下降的早期和晚期都不能直接应用血清肌酐来准确判断 GFR 的实际水平，否则会过高估计 GFR。

### （三）尿三杯试验

一次排尿分三段留取标本，初段尿液为第 1 杯，中段尿液为第 2 杯，末段尿液为第 3 杯。如果第 1 杯尿液为血尿，多为前尿道病变；如果第 3 杯尿液为血尿，多见于后尿道、膀胱颈部、膀胱三角区病变等；如果三杯均有血尿，则为全程血尿，可见于输尿管 - 膀胱开口以上部位的出血。肾小球源性血尿一定是全程血尿。

## 二、肾脏疾病的影像学检查

肾脏的影像学检查包括肾、输尿管及膀胱平片（kidney ureter bladder position，KUB position）、静脉肾盂造影（intravenous pyelography，IVP）、B 超（B-scan ultrasonography）、计算机体层成像（computed tomography，CT）及磁共振成像（magnetic resonance imaging，MRI），原理虽然各不相同，但都主要提供有关肾脏形态结构的解剖学信息，临床可根据检查目的不同选择相应的检查。

## 三、免疫学检查

许多原发性肾脏疾病与免疫炎症反应有关，故免疫学检查有助于疾病类型及病因的判断。常用的检查项目包括血清补体成分测定（血清总补体、C3 等）、血清抗链球菌溶血素 O 的测定。特别地，血清抗链球菌溶血素 O 滴度增高对肾小球肾炎的诊断有重要价值。

## 四、肾脏病理学检查

肾穿刺活组织检查（renal biopsy，RB）有助于确定肾脏病的病理类型，对协助肾实质疾病的诊断、指导治疗及判断预后有重要意义。目前最常用的肾活组织检查是经皮肾穿刺活检。

刘玉宏

# 第四节　肾脏活体组织检查术

## 一、肾活检概述

近几十年来，随着肾脏病理学日新月异的进展，人们对肾脏病的认识不断深入，新的肾脏疾病不断被发现认知，而作为获取人体肾脏活体组织的唯一手段——肾穿刺活组织检查（简称"肾活检"）技术的广泛普及及应用，对于确定肾脏基本的病理类型，协助肾实质疾病的诊断、指导治疗及判断预后有着重要意义。

## 二、肾活检的种类和特点

肾活检技术起始于 20 世纪 20 年代，在全世界范围内已有 60 多年的广泛

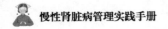

应用历史，到目前为止，该技术主要包括以下五类方法：

## （一）开放性肾活检

该方法由格温（Gwyn）于 1923 年首次报道，即术中在肾下极楔形切取肾组织。该方法取材成功率高，可多部位取材，适用于经皮肾穿活检不成功而又必须做肾活检的患者，但存在麻醉和手术风险，以及较高的并发症发生率，已很少应用。

## （二）经皮肾穿刺活检

经皮肾穿刺活检是目前国内外采用最为广泛的肾活检技术，该方法于 1944 年由阿尔沃尔（Alwall）率先开展，此后在国际上得到广泛普及。我国于 1958 年由赵魁单、周惠英最先开展。

## （三）腹腔镜肾活检

针对不适于经皮肾穿刺活检的患者，如过度肥胖、孤立肾、凝血障碍等，腹腔镜肾活检可能是一个更安全、有效的选择。

## （四）经静脉肾活检

经静脉肾活检由马尔文（Mal）等人于 1990 年首先报道，具体方法：采用导管造影技术，由右侧颈内静脉插入导管，在透视造影下将导管插入至右肾静脉并静脉分支到右肾下极，然后在导管内置入穿刺针以获取肾组织。其优点是一旦有出血合并症时，血液直接流入血管内。该方法仍局限于一些有肾活检必要但又存在经皮穿刺禁忌证的患者。

## （五）经尿道肾活检

此方法是膀胱镜技术的延伸，在膀胱镜下将导管沿输尿管插到肾上盏，再用穿刺针刺入肾实质取材，具有痛苦小、损伤小的特点。但是有关此方法的报道不多，目前仅有个案报道。

## 三、肾活检的适应证和禁忌证

### （一）适应证

凡有弥漫性肾实质损害，包括原发或继发性的肾小球疾病、肾小管间质性疾病等均为肾活检的适应证。

（1）肾病综合征。

（2）肾炎综合征。

（3）急进性肾炎综合征。

（4）持续性无症状尿检异常（蛋白尿和／或肾小球源性镜下血尿）。

（5）原因不明的急性肾功能减退。

（6）原因不明的慢性肾功能减退，且肾脏体积未完全缩小。

（7）移植肾活检，各类非外科因素导致的移植肾肾功能减退、肾功能延迟恢复、肾小管坏死、药物性肾中毒、慢性排异反应以及怀疑复发或新发的肾小球疾病。

（8）根据病情需要或临床科研需求在患者知情同意后，可以行重复肾活检。

### （二）禁忌证

1. 绝对禁忌证

（1）明显的出血倾向。

（2）不配合操作者。

（3）固缩肾和小肾。

（4）肾脏血管瘤、海绵肾或多囊肾。

2. 相对禁忌证

（1）活动性肾盂肾炎。

（2）肾脏异位或游走、孤独肾。

（3）未控制的严重高血压。

（4）过度肥胖。

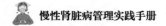
（5）高度腹水。

（6）其他：剧烈性咳嗽、腹痛及腹泻、严重贫血、心功能不全、妊娠、高龄等。

## 四、肾穿刺活检的方法

### （一）术前准备

（1）明确肾活检适应证后，应向患者及家属解释肾活检的必要性及安全性，并简要说明操作过程，消除其顾虑，争取患者及其家属的最佳配合，取得书面签字同意。

（2）详问病史，特别注意出血病史。

（3）了解患者全身情况，心肺功能，肾功能、B超测定双肾大小、位置及活动度。

（4）有效控制高血压。

（5）检查血常规、出凝血指标。根据病情需要查血型、备血。

（6）术前已用抗凝治疗者应停用抗凝药物，根据抗凝药物的半衰期考虑停药时间，并复查凝血指标。

（7）出血风险大的肝病患者可术前 2~3 天口服或肌内注射维生素 $K_1$。

（8）训练患者俯卧位吸气末屏气和卧床排尿。

（9）要求受检患者术前 12~24 小时内排便。

（10）非急诊肾活检的女性患者应尽量避开月经期。

（11）严重肾衰竭者术前应加强透析。

（12）过度紧张者术前可酌情应用镇静剂。

### （二）操作程序

1.体位

受检患者取俯卧位，腹部肋缘下（相当于肾区位置）垫高以减少肾脏移动。双上肢置于两侧，头向一侧偏斜。此外，嘱患者平静呼吸。

2. 穿刺点选择

在 B 超定位引导下，选择右肾或左肾下极作为穿刺点。

3. 皮肤消毒

常规消毒铺巾，消毒范围包括上至肩胛下线，下至髂后上棘连线，两侧至腋后线，然后铺巾。

4. 穿刺点皮肤局麻

沿进针途径作皮下局麻，直至肾筋膜。通常将注射器造成负压的同时进针，如无出血，则边退出注射针边注射局麻药液。

5. 穿刺方法

（1）负压吸引穿刺法。成人多采用 16G 负压 Menghini 穿刺针，儿童患者肾脏相对较小，故儿科临床常用 18G 针。针芯完全插入针管内，经 B 超穿刺针固定器的针槽，在实时 B 超引导下将穿刺针穿刺至肾包膜表面，取出针芯，置入针栓，连接负压。当肾脏处于最佳穿刺位置时，嘱患者屏气，造负压的同时，穿刺针穿至预定深度后，即刻快速拔出穿刺针，用负压注射器中的生理盐水推射出肾脏组织。穿刺动作以手腕运动为主，幅度不宜过大，过程应快捷。

（2）Tru-Cut 活检针穿刺法。分为手动和自动切割法两种：①手动 Tru-Cut 针穿刺法：肾穿刺针进入肾包膜表面，嘱患者屏住呼吸，将内芯推入肾脏 2 cm，快速送入外套针，并迅速拔出穿刺针；②自动穿刺枪切割法：将 14G 或 16G 穿刺针装入枪槽后，合上穿刺枪盖，打开保险按钮，根据先前测量的进针深度，或者在超声探头引导下，将穿刺针经皮送入肾脏包膜表面，嘱患者屏住呼吸，术者按下穿刺枪的快速进针按钮，并快速取出穿刺针，取出切割槽内的肾组织。

6. 标本长度

所取肾组织长度通常为 15~20 mm。合格的取材应包括肾皮质和 / 或皮髓质交界。所取肾组织不够或空穿时可重复穿刺。

7. 送检

按各项病理检查的要求分割及处理肾组织，即刻送检。通常行光镜、免疫病理和电镜检查。光镜及电镜分别采用相应的固定液固定，将肾组织置于浸有低温生理盐水的敷料或荧光标本转运液中送免疫荧光检查。

8. 伤口包扎

肾穿刺术后敷料覆盖伤口，以纱布或胶布固定。

## 五、肾活检的并发症

### （一）血尿

绝大多数患者术后都有镜下血尿，而肉眼血尿的发生率较低。多数肉眼血尿发生在术后第一次小便，3~5 次排尿后尿色逐渐转清，一般不超过 2 天。少部分患者在术后 3~12 天还会发生迟发性肉眼血尿。

### （二）肾周血肿

肾周血肿在肾活检术后也较常见，多为小血肿。临床上常表现为肾活检 3~5 天后出现的低热、腰痛，可经 B 超检查证实。肾周小血肿卧床休息可自行吸收消散无后遗症，较大的血肿可在 3 个月内吸收消散。

### （三）大出血

对于严重肉眼血尿患者应采取积极的止血措施，包括持续静脉泵入垂体后叶素、肌注或皮下注射止血酶及静脉输注维生素 $K_1$ 等，但不主张使用容易形成血凝块的凝血药物。当患者血细胞比容下降 6% 以上，或血红蛋白下降 20 g/L 以上，或血流动力学不稳定时，必须静脉补充液体，维持正常的血液循环和较多的尿液排出，以保持泌尿道的通畅，防止血凝块堵塞泌尿道。如血细胞比容及血红蛋白继续下降，则应及时输血；进行选择性肾动脉造影介入栓塞；必要时外科手术以控制活动性大出血。严重的肾周大血肿的处理方式类似于严重的肉眼血尿患者的处理方式。

### （四）尿潴留

术后部分患者因为情绪紧张而出现尿潴留需要协助排尿或采用导尿措施排

尿。出现明显肉眼血尿，且尿中出现较多血凝块者，容易出现尿路梗阻导致严重的尿潴留。对此，应采取经皮膀胱穿刺导尿或三腔导尿管导尿，并反复冲洗膀胱，至患者出血停止。

### （五）动静脉瘘

若肾活检后出现无法解释的高血压，而且移植肾受者的活检部位闻及血管性杂音，应考虑动静脉瘘的可能，通过多普勒B超检查或肾动脉造影可确诊。多数患者能在1~2年内自行吸收，严重者可在DSA下行选择性肾动脉造影，随后采用栓塞治疗。

### （六）肾周疼痛

肾周疼痛多为轻度钝痛，较长时间、较剧烈的疼痛可能与血肿扩大和（或）尿路梗阻有关。对于术后出现剧烈疼痛的患者，或不伴肾周痛而出现双下肢内侧疼痛的患者，或腹痛且同时出现自汗严重的患者，应严密观察患者血压及心率变化并及时测定血细胞比容及血红蛋白浓度，确定有严重出血时应及时处理。

### （七）肾假性动脉瘤

穿刺针损伤肾动脉分支后，若动脉壁破损未能及时闭合，高压、高速的动脉血流可在肾内形成假性动脉瘤。值得注意的是，假性动脉瘤既存在被误诊的风险，也存在破裂出血的凶险。

### （八）肠管损伤

肾活检穿刺时，可因肾下段较薄，穿刺针穿透肾而损伤肾前方的肠管，也可因穿刺针的针尖从肾下极滑脱而损伤肾下极周围的肠管。若肠管壁伤口较大，肠内容物泄漏至腹腔，引发感染性腹膜炎的风险极高。

## 六、肾活检的护理

### （一）术前护理

（1）术前向患者解释检查的目的和意义，消除其恐惧心理。

（2）训练患者俯卧位呼吸末屏气（大于 15 秒），并练习卧床排尿、排便。

（3）了解患者血压，术前血压应控制在不超过 140/90 mmHg。

（4）女性患者需了解月经周期，避开月经期。

（5）了解患者的用药情况，遵医嘱停用抗凝药物。

### （二）术后护理

（1）穿刺点加压 3~5 分钟，必要时腹带加压包扎。

（2）平车送患者回病房，并小心平移至病床上。

（3）术后卧床 24 小时；前 4~6 小时必须仰卧，腰部严格制动，四肢可缓慢小幅度活动，严禁翻身和扭转腰部。

（4）术后 6 小时内密切监测血压、脉搏，观察尿色、有无腹痛和腰痛等。

（5）若病情允许，嘱患者多饮水，以免血块阻塞尿路。

（6）避免或及时处理便秘、腹泻和剧烈咳嗽。

（7）术后 3 周内禁止剧烈运动或重体力劳动。

（8）可给予 5% 碳酸氢钠静滴，碱化尿液，促进造影剂排泄，必要时使用止血药及抗生素，以防止出血和感染。

刘玉宏

## 参考文献

［1］慢性肾脏病合并丙型肝炎病毒感染诊断、治疗和预防专家组，梅长林，张文宏．慢性肾脏病合并丙型肝炎病毒感染诊断、治疗和预防的临床实践指南（2023 年版）［J］．中华肾脏病杂志，2023，39（4）：312-324.

［2］陆梦霞，肖露露，文吉秋，等．慢性肾脏病合并缺血性卒中防治的研究进展［J］．中华内科杂志，2023，62（1）：107-112.

［3］ZHOU X J，SILVA F G. Silva's Diagnostic Renal Pathology［M］．2nd ed. Cambridge：Cambridge University Press，2017.

［4］STANDRING S，GRAY H. Gray's Anatomy：The Anatomical Basis of Clinical Practice［M］．40th ed. Amsterdam：Elsevier，2008.

［5］《慢性肾脏病 3~5 期非透析中西医结合诊疗专家共识》编写组．慢性肾脏病 3~5

期非透析中西医结合诊疗专家共识［J］.中国中西医结合杂志，2022，42（7）：791-801.

［6］ COFFMAN T M，SCHRIER R W. Schrier's Diseases of the Kidney［M］. 9th ed. Philadelphia：Lippincott Williams & Wilkins，2013.

［7］ JENNETTE J C，OLSON J L，SILVA F G，et al. Heptinstall's Pathology of the Kidney［M］. 7th ed. Philadephia：Wolters Kluwer，2015.

［8］ 尤黎明，吴瑛.内科护理学［M］.7版.北京：人民卫生出版社，2022.

［9］ 梅长林，陈惠萍，周新津.临床肾脏病理学［M］.北京：人民卫生出版社，2021.

［10］ BHASKAR A，OOMMEN V. A simple model for demonstrating the factors affecting glomerular filtration rate［J］. Adv Physiol Educ，2018，42（2）：380-382.

［11］ 陈江华，李雪梅.肾脏病学——常见疾病实用手册［M］.北京：中华医学电子音像出版社，2022.

［12］ 汤曦，石运莹，王俭勤，等.中国成人慢性肾脏病及其并发症早期筛查临床路径专家建议（2023版）［J］.中国实用内科杂志，2023，43（3）：198-205.

［13］ 林惠凤.慢性肾脏病自我护理［M］.上海：上海科学技术出版社，2021.

［14］ FEEHALLY F，FLOEGE J，TONELLI M，et al. Comprehensive Clinical Nephrology［M］. 6th ed. Amsterdam：Elsevier，2019.

［15］ YU A S L，CHERTOW G M，LUYCKX V，et al. Brenner and Rector's The Kidney［M］. 11th ed. Amsterdam：Elsevier，2019.

［16］ 陈楠.肾脏病诊治精要：附临床病例［M］.上海：上海科学技术出版社，2022.

［17］ 刘成，史伟峰，孙前进，等.泌尿系统疾病的检验诊断与临床［M］.上海：上海交通大学出版社，2017.

［18］ 左力.慢性肾脏病管理手册［M］.北京：人民卫生出版社，2018.

［19］ 余学清，陈江华.内科学肾脏内科分册［M］.2版.北京：人民卫生出版社.2021.

［20］ 王海燕，赵明辉.肾脏病学［M］.4版.北京：人民卫生出版社，2020.

［21］ 余学清，赵明辉.肾内科学［M］.3版.北京：人民卫生出版社，2021.

［22］ 陈江华，赵明辉.肾内科学［M］.北京：人民卫生出版社，2022.

［23］ 上海市社会医疗机构协会超声医学分会.超声引导下肾疾病经皮穿刺活检术实践指南［J］.中华医学超声杂志（电子版），2021，18（11）：1023-1043.

［24］赵明辉.肾脏病临床概览［M］.2版.北京：北京大学医学出版社，2021.

［25］慢性肾脏病高血压管理共识专家组.非透析和透析慢性肾脏病患者高血压管理的中国专家共识［J］.中华内科杂志，2023，62（7）：748-774.

［26］张宇，杨嘉嘉，郭晶晶，等.探讨超声引导肾脏穿刺活检效果的影响因素［J］.中国超声医学杂志，2022，38（7）：795-798.

［27］黄淞崧，陈佳.临床肾脏穿刺超微病理诊断透射电镜制样的方法改进［J］.中华病理学杂志，2008，37（11）：785-786.

［28］李秋霞，谢文静.彩色多普勒超声引导下肾脏穿刺活检术诊断慢性肾脏病变的价值分析［J］.哈尔滨医药，2019，39（3）：275-276.

［29］宋婉莹，金英顺，刘树军.老年2型糖尿病合并肾脏损害肾穿刺活检患者的临床及病理特点［J］.中国老年学杂志，2019，39（12）：2863-2866.

［30］上海市肾内科临床质量控制中心专家组.慢性肾脏病早期筛查、诊断及防治指南（2022年版）［J］.中华肾脏病杂志，2022，38（5）：453-464.

［31］高翔，梅长林.《慢性肾脏病早期筛查、诊断及防治指南（2022年版）》解读［J］.中国实用内科杂志，2022，42（9）：735-739.

［32］中华预防医学会肾脏病预防与控制专业委员会.中国慢性肾脏病早期评价与管理指南［J］.中华内科杂志，2023，62（8）：902-930.

［33］朱思懿，洪航，边学燕.慢性肾脏病流行病学研究进展［J］.预防医学，2023，35（9）：770-773.

［34］占小锋，汪妍，张长磊，等.慢性肾脏病流行病学合作研究公式在老年高血压肾功能损伤患者评估中的应用价值［J］.中华老年医学杂志，2020，39（11）：1259-1263.

［35］赵魁丹，周惠英.肾脏穿刺活体组织检查初步报告［J］.中华内科杂志，1958，6（7）：694-697.

# 第二章

# 慢性肾脏病基础知识

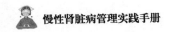

# 第一节　慢性肾小球肾炎

## 一、概述

慢性肾小球肾炎（chronic glomerulonephritis，CGN），简称"慢性肾炎"，是一种以蛋白尿、血尿、高血压和水肿为基本临床表现的肾小球疾病，同时可伴有不同程度的肾功能减退。其临床特点是病程长，起病初期常无明显症状，而后缓慢持续进行性发展，最终可发展至慢性肾衰竭。

## 二、流行病学

慢性肾炎可发生于任何年龄段，男性多见。该病的发病率占泌尿系统疾病的 21.6%，且病情呈缓慢进行性发展，终末期多进入慢性肾功能衰竭期。慢性肾衰竭是威胁人类健康及生命的常见病之一，根据第六次中国慢性病及危险因素检测结果，在引起终末期慢性肾衰竭的各种病因中，慢性肾炎占首位（57.4%）。在一些欧美国家，慢性肾炎在慢性肾衰竭的病因中也占有很大比例。

## 三、病因及发病机制

本病病因不明，可由各种原发性肾小球疾病迁延不愈发展而成，少数由急性肾小球肾炎发展而来。慢性肾炎的病因、发病机制和病理类型不尽相同，但大部分起始因素为免疫介导性炎症，在导致病程慢性化的机制中，除了原发病的免疫介导性炎症导致进行性肾实质受损外，非免疫非炎症因素也起到重要作用，主要包括：①健存肾单位代偿性肾小球毛细血管高灌注、高压力和高滤过导致肾小球硬化；②高血压引起肾小动脉硬化性损伤；③长期大量蛋白尿引起肾小球及肾小管慢性损伤；④脂质代谢异常引起肾小血管和肾小球硬化。

## 四、临床表现

本病可发生于任何年龄，以青中年男性多见。多数起病隐匿，可有一个相当长的无症状尿异常期，或仅有倦怠、食欲减退、腰膝酸软等非特异性临床表现。慢性肾炎患者的临床表现呈多样性，个体差异较大，其中蛋白尿和血尿出现较早，多为轻度蛋白尿和镜下血尿，但也有部分患者出现大量蛋白尿或肉眼血尿。早期水肿时有时无，且多为眼睑和／或下肢的轻、中度水肿，晚期持续存在。此外，患者可有不同程度的高血压，部分患者以高血压为突出表现。随着病情的发展可逐渐出现夜尿多，肾功能进行性减退，最后发展为慢性肾衰竭并出现相应的临床表现。慢性肾炎进程主要取决于其病理类型，如系膜毛细血管性肾小球肾炎进展较快，而膜性肾病进展较慢，但下列因素可促使肾功能急剧恶化：感染、劳累、妊娠、应用肾毒性药物、预防接种以及高蛋白、高脂或高磷饮食。

## 五、辅助检查

### （一）尿常规检查

常有蛋白尿及血尿，蛋白尿为 +~+++，尿蛋白定量为 1~3 g/d，多为非选择性蛋白尿，血尿可有 +~++，急性发作期可有肉眼血尿，可有各种细胞及管型，晚期可有宽大粗糙的肾衰管型。部分可呈肾病综合征尿液改变，尿蛋白定量可达 3.5 g/d。

### （二）血常规检查

早期血常规检查多正常，由于肾脏促红细胞生成素（erythropoietin，EPO）下降，可有轻中度贫血；晚期红细胞计数和血红蛋白明显下降，可出现严重贫血，病因多而复杂。

### （三）血液生化检查

白蛋白降低，胆固醇轻度增高，肌酐和尿素氮早期基本正常，随病情加重

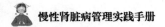 

肌酐和尿素氮逐步增高，肾小球滤过率明显下降。

**（四）B 超检查**

晚期双肾缩小，皮质变薄。

**（五）肾活组织检查**

根据其病理类型不同，可见相应的病理改变。

## 六、诊断要点

凡尿化验异常（蛋白尿、血尿）、伴或不伴水肿及高血压史持续 3 个月以上，无论有无肾功能损害，在排除继发性肾小球肾炎和遗传性肾小球肾炎后，临床上可诊断为慢性肾炎。

## 七、治疗

慢性肾炎的治疗应以防止或延缓肾功能进行性恶化、改善或缓解临床症状及防治心脑血管并发症为主要目的。

**（一）控制高血压**

高血压是加速肾小球硬化的重要因素，尿蛋白 < 1 g/d 患者的血压最好控制在 130/80 mmHg 以下；若尿蛋白 ≥ 1 g/d，无心脑血管并发症者，血压应控制在 125/75 mmHg 以下。主要措施如下。

1. 非药物治疗

选择低盐饮食（< 3 g/d），调整饮食蛋白质与含钾食物的摄入，限制饮酒，减肥，适当锻炼等。

2. 药物治疗

在限制钠饮食的基础上，使用降压药时，应尽可能选择对肾脏有保护作用的降压药物。首选降压药为血管紧张素转化酶抑制剂（angiotensin converting enzyme inhibitor，ACEI）和血管紧张素 II 受体阻滞剂（angiotensin II receptor blocker，ARB），此两种药物不仅具有降压作用，还可降低肾小球内高压、高灌注、高滤过状态，减少蛋白尿，保护肾功能。其用药剂量常需要高于其他降压药所需剂量，但应该注意预防低血压的发生。若单用效果不佳，可联合其他降压药，如钙通道阻滞药、β 受体拮抗药、血管扩张药和利尿药等。肾功能较差者使用噻嗪类利尿药无效时，应改用袢利尿药。

### （二）减少尿蛋白并延缓肾功能的减退

肾功能不全者应给予优质低蛋白、低磷饮食，以减轻肾小球毛细血管高灌注、高压力和高滤过状态，延缓肾小球硬化。为了防止负氮平衡，低蛋白饮食时可使用必需氨基酸或 α - 酮酸，极低蛋白饮食者［0.4 g/（kg·d）］应增加必需氨基酸的摄入 8~10 g/d。

### （三）免疫抑制治疗

慢性肾炎的病因、病理类型、临床表现和肾功能等变异较大，故一般不主张积极应用。对于肾功能正常或轻度异常，病理类型轻，但尿蛋白较多者可试用。

### （四）防治引起肾损害的各种原因

（1）预防与治疗各种感染，尤其上呼吸道感染，因其可使慢性肾炎急性发作，导致肾功能急剧恶化。

（2）禁用肾毒性药物，包括中药（如含马兜铃酸的中药）和西药（如氨基糖苷类抗生素、两性霉素、磺胺类等）。

（3）及时治疗高脂血症、高尿酸血症等。

### （五）其他

使用抗血小板聚集药、抗凝血药、他汀类降脂药、中药等。

## 八、护理管理

### （一）饮食管理

应根据慢性肾炎患者的不同病期及肾功能状况提供各种营养素，以增强其抵抗力，尽可能保留残余肾功能，延长进入肾功能衰竭期的时间。

### 1. 蛋白质供给

慢性肾炎患者的饮食治疗应根据其肾功能损害的程度控制蛋白质的摄入量。一般应按正常需要量供给；病程长但肾功能损害不严重者，不必严格限制蛋白质摄入。成人建议每天摄入 0.8~1.0 g/kg 蛋白质，其中优质蛋白质应占总量的 50% 以上。如果已经出现肾功能减退，建议根据肾功能状况，选择优质低蛋白饮食。

### 2. 热能供给

热能供给以维持正常体重为原则。由于部分患者限制蛋白质摄入，其热能供给以碳水化合物和脂肪为主。热能供给视劳动强度而定，如成人在休息状态下每天可摄入 30~35 kcal/kg 的热能，以满足日常活动所需。

### 3. 钠盐供给

应视患者高血压及水肿情况，分别给予少盐或无盐饮食。一般情况下，推荐低盐饮食。对于伴有严重水肿和高血压的患者，钠盐的摄入量要控制在 2 g/d 以下，必要时给予无盐饮食。

## （二）运动管理

对于慢性肾小球肾炎患者，正确选择运动项目至关重要。在发病初期的 1~2 周内，无论病情轻重，患者都应卧床休息，以改善肾血流量、减少并发症的发生。待病情稳定，血压正常且水肿消退后，患者可适当进行轻体力活动。在缓解期，患者应在医师的指导下进行运动，以散步、打太极拳、慢骑自行车、做广播体操等较为缓和的且耗能较少的运动为主。应避免进行长跑、球类等大运动量的运动。此外，患者应避免熬夜，注意劳逸结合，以延缓肾功能恶化。

## （三）用药管理

医护人员应向患者介绍各类降压药的疗效、不良反应及使用时的注意事项。如 ACEI 作为一线降压药物，可以降低肾小球内压，有延缓肾功能恶化，降低尿蛋白和减轻肾小球硬化的作用。因此，长期服用降压药的患者，应使其充分认识降压治疗对保护肾功能的作用，嘱其不可擅自改变药物剂量或停药，以确保良好的疗效。不同的药物有其相应的注意事项：①对于存在明显水钠潴留的高血压患者，应用利尿剂时应观察其效果及副作用，以防止水电解质的紊乱。②糖皮质激素及免疫抑制剂常应用于慢性肾炎综合征的患者，应观察药物可能的副作用。③肾功能不全患者在应用 ACEI 类药物时，应监测血钾水平，防止高血钾症状的出现。④应用抗血小板药时，应注意观察有无出血倾向，监测出血和凝血时间等。此外，对伴有高脂血症、高血糖、高钙血症、高尿酸血症者，应遵医嘱进行药物治疗，防止上述因素加重肾脏损害。同时，应避免使用具有肾毒性的药物，如新霉素、链霉素、庆大霉素、关木通等。

### （四）心理护理

由于多数患者病程较长，肾功能逐渐减退，预后差，此时心理护理就显得尤为重要，特别是对于那些由于疾病而影响正常工作、学习和生活的患者，可以调动家庭、社会各方面的力量共同参与心理护理，帮助患者树立战胜疾病的信心。同时，向患者及其家属介绍慢性肾小球肾炎的疾病特点，使其掌握疾病的临床表现并及时发现病情的变化。

### （五）随访管理

1. 监测血压的变化

由于血压越高对肾脏的损害越严重，因此应尽力将血压控制在合理的范围之内。建议根据 24 小时尿蛋白定量来控制血压：若尿蛋白 < 1 g/d，则血压目标为 130/80 mmHg；若尿蛋白 ≥ 1 g/d，则血压目标为 125/75 mmHg。

2. 避免加重肾损害的方法

注意休息和保暖，加强个人卫生，预防各种感染。若患感冒、咽炎、扁桃体炎、皮肤感染等疾病时，应及时就医。避免使用对肾功能有损害的药物，如氨基糖苷类抗生素、抗真菌药等。

3. 定期门诊随访

慢性肾炎病程长，需定期随访病情的变化。若病情出现变化，如出现水肿或水肿加重、血压增高、出现血尿等症状，应及时就医。

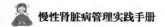
## 九、预后

慢性肾炎病程迁延，最终可发展至慢性肾衰竭。病变进展速度与病理类型有关，且存在明显的个体差异。长期大量蛋白尿、伴高血压或肾功能已受损者预后较差。另外，是否重视保护肾脏、治疗是否恰当以及是否避免肾脏损害因素也与预后密切相关。

刘宪丽

# 第二节　肾病综合征

## 一、概述

肾病综合征（nephrotic syndrome，NS）指由各种肾脏疾病所致的，以大量蛋白尿（尿蛋白＞ 3.5 g/d）、低白蛋白血症（血清白蛋白＜ 30 g/L）、水肿、高脂血症为特点的一组综合征。

## 二、流行病学

肾病综合征在儿童肾小球疾病中占 70%~90%，在成人中占 20%~30%。近年来，继发性肾病综合征的发病率明显上升，如欧美国家的肾病综合征小儿发病率为每年 2/10 万，累计发生率为 16/10 万。此外，老年人群、糖尿病患者、肿瘤患者以及妊娠期女性的肾病综合征发病率也呈增长趋势，且此类患者治疗困难，预后差。

## 三、病因与发病机制

肾病综合征是由多种因素引起的一组临床症状，如遗传、免疫、感染、药物以及环境因素等。根据病因，肾病综合征可分为两大类：原发性肾病综合征和继发性肾病综合征。原发性肾病综合征通常由原发性肾小球疾病引起，约占肾病综合征病例的 75%。常见于微小病变型肾病、系膜增生性肾小球肾炎、膜性肾病、局灶节段性肾小球硬化、系膜毛细血管性肾小球肾炎等病理类型，主要发病机制为免疫介导性炎症所致的肾损害。继发性肾病综合征指继发于全身性或其他系统疾病的肾损害，约占肾病综合征病例的 25%，如系统性红斑狼疮、糖尿病、过敏性紫癜、肾淀粉样变性、多发性骨髓瘤等，病理表现各有特点。

## 四、病理分型

肾病综合征的病理分型，主要分为以下几种。

### （一）微小病变型肾病

光镜下肾小球无明显病变，近端肾小管上皮细胞可见脂肪变性。

### （二）系膜增生性肾小球肾炎

光镜下可见肾小球系膜细胞和系膜基质弥漫增生。

### （三）局灶节段性肾小球硬化

光镜下可见受累节段的系膜基质增多、毛细血管闭塞、球囊粘连、肾小管萎缩等。

### （四）膜性肾病

早期光镜下可见肾小球基底膜上的嗜复红小颗粒；随疾病进展，光镜下可见有钉突形成，基底膜逐渐增厚。

### （五）系膜毛细血管性肾小球肾炎

光镜下可见系膜细胞和系膜基质弥漫过度增生，并可插入肾小球基底膜和内皮细胞之间，使毛细血管祥呈"双轨征"。

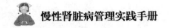

## 五、临床表现

肾病综合征以大量蛋白尿、低白蛋白血症、水肿、高脂血症为基本特征。

### （一）大量蛋白尿

24 小时尿蛋白 > 3.5 g，即可定义为大量蛋白尿，这是肾病综合征最主要的诊断依据。其发生机制为：肾小球滤过膜的屏障功能（尤其是电荷屏障）受损，致使原尿中蛋白含量增多（以白蛋白为主），当蛋白增多到显著超出近曲小管重吸收能力时，则产生大量蛋白尿。在此基础上，任何增加肾小球内压力或导致高灌注、高滤过的因素均可加重尿蛋白的排出，如高血压、高蛋白饮食或大量输注血浆蛋白等。

### （二）低白蛋白血症

血清白蛋白低于 30 g/L，是肾病综合征的核心特征，长期低白蛋白血症会导致营养不良，主要为大量白蛋白在尿中丢失所致。此外，肝代偿性合成白蛋白不足、胃肠道黏膜水肿导致的蛋白质摄入与吸收减少等因素，可进一步加重低白蛋白血症。除白蛋白降低外，血浆中其他蛋白成分如免疫球蛋白、补体、抗凝及纤溶因子、金属结合蛋白等也可减少，尤其是在肾小球病理损伤严重，出现大量蛋白尿和非选择性蛋白尿时，这种减少更为显著。

### （三）水肿

水肿是肾病综合征最突出的体征，主要与低白蛋白血症所致血浆胶体渗透压明显下降有关。由于肾灌注不足，激活肾素 - 血管紧张素 - 醛固酮系统，促进水钠潴留。严重水肿者可出现胸腔、腹腔和心包积液。肾病综合征水肿呈指压凹陷性，与体位有关。这种水肿在组织疏松及低垂部位明显，随重力作用而移动。例如，卧位时水肿多见于眼睑、枕部或骶尾部，而起床活动后则下肢水肿更明显。

### （四）高脂血症

肾病综合征患者常伴有高脂血症，其中以高胆固醇血症最为常见，同时，床活动，逐步增加活动量。肾病综合征常伴有胃肠道水肿及腹水，影响消化吸收，应给予高热量、低脂、高维生素、低盐及富含可溶性纤维的饮食。肾功能良好者给予正常量的优质蛋白，肾功能减退者则给予优质蛋白。

### （二）对症治疗

1. 利尿消肿

多数患者经应用糖皮质激素和限水、限钠治疗后可达到利尿消肿的目的。经上述治疗水肿不能消退者可用利尿药，包括：

（1）噻嗪类利尿药，常用氢氯噻嗪 25 mg，每天 3 次口服。

（2）保钾利尿药，常用氨苯蝶啶 50 mg 或螺内酯 20 mg，每天 3 次。与噻嗪类利尿药合用可提高利尿效果，并减少钾代谢紊乱的风险。

（3）袢利尿药，常用呋塞米，20~120 mg，每天 1 次。

（4）渗透性利尿药，常用不含钠的低分子右旋糖酐静脉滴注，加用袢利尿药可增强利尿效果。少尿者应慎用渗透性利尿药，因其易与蛋白共同形成管型阻塞肾小管。此外，应注意利尿过程不能过猛，以免引起血容量不足，诱发血栓形成和肾损害。一般以每天体重下降 0.5~1.0 kg 为宜。

（5）对于严重低白蛋白血症、高度水肿伴有少尿症状的患者，可考虑静脉输注血浆或白蛋白以提高血浆胶体渗透压，通常加用袢利尿药以获得良好的利尿效果。

2. 减少尿蛋白

持续大量蛋白尿可致肾小球高滤过，加重损伤，促进肾小球硬化，而减少尿蛋白可有效延缓肾功能恶化。应用血管紧张素转化酶抑制剂类药物或血管紧张素Ⅱ受体拮抗药，除可有效控制高血压外，还可通过降低肾小球内压和直接影响肾小球基膜对大分子的通透性而达到不同程度地减少尿蛋白的作用。

3. 降脂治疗

高脂血症可加速肾小球疾病的发展，增加心脑血管疾病的发生概率。因此，高脂血症者应给予降脂药物治疗。以羟基甲基戊二酸酰辅酶 A 还原酶（HMG-CoA）抑制剂为首选，常见药物有洛伐他汀、辛伐他汀、阿托伐他汀等，该类药物以降低胆固醇为主；对于以甘油三酯增高为主的患者，可应用苯氧酸类药物，如非诺贝特、苯扎贝特等。用药期间应定期复查肝功能。待肾病综合征缓解、低白蛋白血症纠正后，高脂血症可自然缓解，则无须继续降脂药物治疗。

### （三）免疫抑制治疗

#### 1. 糖皮质激素

糖皮质激素（以下简称"激素"）是治疗肾病综合征的主要药物，它可抑制免疫反应，减轻、修复滤过膜损害，并有抗炎、抑制醛固酮和抗利尿激素等作用。激素的使用原则为：起始足量、缓慢减药和长期维持。目前常用药物为泼尼松，开始口服剂量 1 mg/（kg·d），8~12 周后每 2 周减少原用量的 10%，当减至 20 mg/d 时，应更加缓慢减量；最后以最小有效剂量（10 mg/d）维持半年左右。激素可采用全天剂量顿服；维持用药期间，也可采用隔天 1 次顿服两天剂量，以减轻激素的不良反应。肝功能损害或水肿严重时，可更换为对应剂量的泼尼松龙口服或静脉滴注。

#### 2. 细胞毒性药物

细胞毒性药物适用于"激素依赖型"或"激素抵抗型"肾病综合征，常与激素联用。环磷酰胺是最常用的细胞毒性药物，每天 100~200 mg，分 1~2 次口服，或隔天静注，累计总量达到 6~8 g 后停药。苯丁酸氮芥是一种细胞毒性烷化剂，用于环磷酰胺的替代治疗。常用剂量为 0.2 mg/（kg·d），分 2 次口服，累计总量不超过 10 mg/kg。

#### 3. 环孢素

环孢素常用于激素抵抗和细胞毒性药物无效的难治性肾病综合征。环孢素可通过选择性抑制 T 辅助细胞及 T 细胞毒效应细胞而起作用。常用剂量为 3~5 mg/（kg·d），分 2 次空腹口服，服药期间需监测并维持其血药浓度谷值在 100~200 ng/mL。服药 2~3 个月后缓慢减量，疗程至少 1 年。

#### 4. 霉酚酸酯

霉酚酸酯对部分难治性肾病综合征有效。霉酚酸酯在体内代谢为霉酚酸，后者可选择性抑制性 T 细胞和 B 细胞增殖和抗体形成而起效。常用剂量为

1.5~2 g/d，分 2 次口服，服药 3~6 个月后逐步减量，疗程 1 年。

5. 来氟米特

来氟米特是一种新型的具有抗增生活性的异噁唑类免疫抑制剂。与糖皮质激素联用治疗难治性肾病综合征，起始剂量为 20~30 mg/d，疗程至少 6 个月。

### （四）中医中药治疗

中医中药如雷公藤，具有抑制免疫、抑制系膜细胞增生、改善滤过膜通透性的作用，可与激素及细胞毒性药物联合应用。

### （五）并发症防治

1. 感染

一般不主张常规使用抗生素预防感染，但一旦发生感染，应选择敏感、强效且无肾毒性的抗生素积极治疗。

2. 血栓及栓塞

对于有明显的血液浓缩、血脂增高、血清白蛋白低于 20 g/L 的患者，有必要给予抗凝治疗。常用的药物有肝素、双香豆素类及抗血小板聚集药物。发生血栓或栓塞时，应及早予尿激酶或链激酶溶栓，并配合抗凝治疗。

3. 急性肾损伤

利尿无效且达到透析指征时应进行透析治疗。

## 九、疾病管理

### （一）饮食管理

1. 摄入蛋白质及能量

一般给予正常量的优质蛋白 ［0.8~1.0 g/（kg・d）］。但当肾功能不全时，应根据肾小球滤过率调整蛋白质的摄入量：蛋白质摄入量应该控制在 0.6~0.8 g/（kg・d）之间。供给足够的热量，每天每千克体重不低于 126~147 kJ（30~35 kcal）；少食富含饱和脂肪酸（如动物油脂）的饮食，多食富含多聚

慢性肾脏病管理实践手册

不饱和脂肪酸（如植物油、鱼油）的饮食。

2. 控制钠盐摄入量

肾病综合征患者容易出现水肿，因此需要限制钠盐的摄入。一般来说，每天的钠盐摄入量应该控制在 2~3 g。同时，要避免食用高盐食品，如腌制品、方便面等。

3. 补充维生素和矿物质

肾病综合征患者容易出现营养不良，因此需要适当补充维生素和矿物质。特别是维生素 B、C 和 E 以及钙、铁等营养素，这对于保护肾脏功能和促进康复具有重要作用。

4. 限制液体

液体入量视水肿程度及尿量而定。若每天尿量达 1 000 mL 以上，一般不需严格限水，但不可过多饮水。若每天尿量小于 500 mL 或有严重水肿者需限制水的摄入。严重水肿者应"量出为入"，每天液体入量不应超过前一天 24小时尿量加上不显性失水量（约 500 mL）。液体入量包括饮食、饮水、服药、输液等以各种形式或途径进入体内的水分。

（二）运动管理

严重水肿的患者应卧床休息，以增加肾血流量和尿量，缓解水钠潴留。下肢明显水肿者，卧床休息时可抬高下肢，以增加静脉回流，减轻水肿。水肿减轻后，患者可起床活动，但应避免劳累。疾病缓解期，可以进行适度的运动，以促进血液循环和代谢，预防肢体血栓等并发症。一般来说，每周进行 3~5 次中等强度的运动，每次持续 30~60 分钟即可。但是，对于肾功能严重受损的患者，需要根据具体情况进行运动。避免剧烈运动，以免加重肾脏的负担。特别是高强度的有氧运动，如慢跑、游泳等，需要谨慎进行。

（三）用药管理

服用糖皮质激素的患者，切不可擅自停药或者减少药量。遵医嘱使用利尿药，观察药物的疗效及不良反应。长期使用利尿药时，应监测血清电解质和酸碱平衡情况，观察有无低钾血症、低钠血症、低氯性碱中毒。低钾血症可表现

-38

为肌无力，腹胀、恶心、呕吐以及心律失常。低钠血症可出现无力、恶心、肌痛性痉挛、嗜睡和意识淡漠。低氯性碱中毒表现为呼吸浅慢、手足抽搐、肌肉痉挛、烦躁和谵妄。利尿过快过猛可导致有效血容量不足，出现恶心、直立性低血压、口干、心悸等症状。此外，呋塞米等强效利尿药具有耳毒性，可引起耳鸣、眩晕以及听力丧失，应避免与链霉素等具有相同不良反应的氨基糖苷类抗生素同时使用。

### （四）皮肤护理

水肿较重的患者应注意衣着柔软、宽松。长期卧床者，应嘱其经常变换体位，防止发生压力性损伤。年老体弱、改变体位困难者，可协助其翻身，使用气垫床、减压贴或软垫等支撑受压部位。值得注意的是，水肿严重者进行穿刺或注射时，拔针后应延长穿刺点按压时间。水肿患者皮肤菲薄，易发生破损，故需协助患者做好全身皮肤的清洁，清洗时勿过分用力，避免损伤。已有皮肤破损渗液者，用生理盐水清洁皮肤或遵医嘱用药物涂抹，并用敷料覆盖避免感染。

### （五）病情观察

记录患者的 24 小时出入液量，密切监测尿量的变化；每天监测患者体重，并密切观察身体各部位水肿的消长情况；检查患者有无胸腔积液、腹水或心包积液；监测患者的生命体征，尤其是血压；观察有无急性左心衰竭和高血压脑病的症状；密切监测实验室检查结果包括尿常规、肾小球滤过率、血尿素氮、肌酐、白蛋白、电解质等。

### （六）心理护理

1. 积极面对疾病

肾病综合征患者需要积极面对疾病，保持乐观的心态。可以通过与家人、朋友交流，参加社交活动等方式来缓解心理压力。

2. 接受规范治疗

肾病综合征患者需要接受规范的治疗，以控制病情和预防并发症的发生。同时，要遵守医生的建议，按时服药并及时复诊。

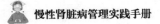
### 3. 寻求心理支持

肾病综合征患者可以寻求心理支持，如心理咨询、心理治疗等。这些方法可以帮助患者缓解焦虑、抑郁等负面情绪，提高生活质量。

### （七）随访管理

#### 1. 出现以下情况应及时就医

（1）有水肿伴泡沫尿。

（2）有少尿或血尿。

（3）高血压伴胸闷、气急。

#### 2. 预防感染

如肺炎、感冒发热等感染可加重肾病综合征病情发展，应积极预防，避免受凉，不去人群密集的场所。

#### 3. 糖皮质激素治疗的注意事项

（1）激素撤减要慢，维持用药时间要久，不能擅自停用激素。

（2）长期使用糖皮质激素易引起骨质疏松，故应避免过度活动并加用钙剂。

（3）糖皮质激素有胃肠道不良作用，尤其老年患者，更需注意胃黏膜的保护。

#### 4. 观察尿量

应用利尿剂期间应观察尿量，尿量过多时与医生联系，减量或停用，防止发生电解质紊乱。

#### 5. 定期检查

使用免疫抑制剂（如环磷酰胺）治疗时，注意白细胞数下降、脱发、胃肠道反应及出血性膀胱炎等症状，建议患者在用药期间要多饮水和定期检查血常规，指导患者学会对疾病的自我监测，监测水肿、尿蛋白、血压和肾功能的变化，定期随访。

6.维护健康生活方式

注意起居有序、劳逸适度、寒暖适宜，避免风寒侵袭，减少病情复发或加重的机会。

## 十、预后

肾病综合征的预后取决于肾小球疾病的病理类型、疾病严重度、有无并发症、是否复发和用药的疗效。一般而言，微小病变型肾病和轻度系膜增生性肾炎预后好；系膜毛细血管性肾炎、重度系膜增生性肾炎较快进入慢性肾衰竭，预后差；局灶性节段性肾小球硬化的预后与蛋白尿程度和对激素治疗反应密切相关，大量蛋白尿以及激素治疗无效者预后差。此外，存在反复感染、血栓栓塞并发症、大量蛋白尿、高血压或高血脂长期控制不良者预后较差。

刘宪丽

# 第三节　IgA 肾病

## 一、概述

IgA 肾病（IgA nephropathy，IgAN）是 1968 年由法国学者贝格尔（Berger）和兴莱斯（Hinglais）首先描述和命名，因此也称为 Berger 病（Berger disease）。IgA 即免疫球蛋白 A，是人体最多的免疫球蛋白之一，分为 $IgA_1$ 和 $IgA_2$ 两种亚型，主要分布于黏膜表面和分泌液如唾液和泪液中。IgAN 是指肾小球系膜区以 IgA 弥漫性沉积为特征的系膜增生性肾小球肾炎。

## 二、流行病学

原发性 IgAN 是全世界范围内最常见的原发性肾小球病。在我国约占肾活检患者的 30%~40%，占肾活检诊断的原发性肾小球疾病的 45% 左右。IgA 肾病的发病有一定的年龄、性别、种族和地区差异，亚洲人群发病率最高，青壮年多见。

## 三、病因和发病机制

### （一）病因

#### 1. 遗传因素

遗传因素是 IgAN 的主要致病因素之一。研究显示，IgAN 具有家族聚集性，部分患者有遗传倾向。此外，基因多态性也与 IgAN 的发病有关。

#### 2. 免疫因素

免疫因素是 IgAN 的基本病因之一，涉及免疫复合物形成和免疫细胞调节异常等。IgAN 属于免疫介导的炎症性疾病，机体产生异常的免疫反应，导致肾小球损伤。

#### 3. 感染因素

感染因素是 IgAN 的重要诱因之一。研究显示，呼吸道感染、消化道感染等感染性疾病与 IgAN 的发生有关。部分患者发病前有感染史，如扁桃体炎、咽炎等。

#### 4. 其他因素

其他因素包括环境污染、药物损伤等，也可能与 IgAN 的发生有关。例如，长期接触某些化学物质或药物可能对肾脏造成损害，增加患 IgAN 的风险。

### （二）发病机制

IgAN 的发病机制可概括为"四重打击"：

（1）遗传易感性导致 $IgA_1$ 产生和糖基化调控缺陷，半乳糖缺乏的 $IgA_1$（galactose-deficient $IgA_1$，$Gd-IgA_1$）增多，导致免疫球蛋白 A 末端 N- 乙酰半乳糖胺的暴露。

（2）由浆细胞产生以末端 N- 乙酰半乳糖胺为靶点的聚糖特异性抗 $IgA_1$

的 IgG 自身免疫抗体。

（3）由抗 Gd-IgA$_1$ 自身抗体与 Gd-IgA$_1$ 以及可溶性 sCD89 结合，形成 Gd-IgA$_1$ 循环免疫复合物。

（4）免疫复合物在系膜沉积激活炎症途径、补体途径，导致肾小球损伤。

## 四、病理分型

IgAN 的病理表现复杂多样，病变严重程度与临床表现和肾脏预后密切相关，但一直以来没有一个被广为接受的病理分型。2009 年国际 IgA 肾病协作组织（International IgA Nephropathy Network，IIGANN）联合肾脏病理学会（Renal Pathology Society，RPS）正式发表了具有良好重复性和具有预测预后作用的 IgA 肾病病理分型，称为 IgA 肾病牛津病理分型（Oxford classification of IgA nephropathy）。目前常用的 IgA 肾病病理分型为牛津分型 MEST-C，见表 2-3-1。

表 2-3-1　IgA 肾病的牛津病理分型

| 病理指标 | 定义 | 评分 |
| --- | --- | --- |
| 系膜细胞增殖积分（M） | ＜ 4 系膜细胞 / 系膜区 =0<br>4~5 系膜细胞 / 系膜区 =1<br>6~7 系膜细胞 / 系膜区 =2<br>＞ 8 系膜细胞 / 系膜区 =3 | M0 ≤ 0.5，M1 ＞ 0.5 |
| 节段肾小球硬化 / 粘连（S） | 任何不同程度的袢受累，包括肾小球节段硬化 / 粘连 | S0 无，S1 有 |
| 毛细血管内细胞增殖（E） | 毛细血管内细胞增殖致袢腔狭小 | E0 无，E1 有 |
| 肾小管萎缩 / 间质纤维化（T） | 肾皮质小管萎缩 / 间质纤维化 | T0（0~25%）<br>T1（26~50%）<br>T2（＞ 50%） |
| 细胞 / 纤维 - 细胞性新月体（C） | 细胞或纤维 - 细胞性新月体百分比 | C0（无）<br>C1（0~25%）<br>C2（≥ 25%） |

注：M 代表系膜细胞增殖增多，S 代表节段硬化，E 代表内皮细胞增生，T 代表肾小管萎缩和间质纤维化，C 代表新月体。0 分代表基本没有，分数越高，代表此项病变程度越重。T 是与预后关系最密切的指标，T 的分数越高，预后相对越差。穿刺肾小球过少（＜ 8 个），对判断预后价值不明确。

## 五、临床表现

IgAN 可以发生在不同年龄人群，以青壮年为主。IgAN 的临床表现多种多样，缺乏特异性。

### （一）肉眼血尿

40%~50% 的 IgAN 患者可出现肉眼血尿，肉眼血尿常继发于扁桃体炎后，亦可在受凉、过度劳累、预防接种、肺炎、胃肠炎等影响下出现。尿液多呈褐色或洗肉水样，血凝块少见。儿童肉眼血尿发生率高于成人患者。与链球菌感染后肾小球肾炎不同，IgAN 患者的肉眼血尿常伴随诱因出现或其后数小时至 24 小时内出现，持续数小时至 1 周后可自行缓解。而典型链球菌感染后肾小球肾炎则是在感染发生后 1~2 周才出现，两者在前驱感染到血尿出现的时间间隔上存在显著差异。有报道指出，少数患者在血尿发作时出现急性少尿型肾衰竭，这可能与红细胞管型堵塞肾小管及肾小管坏死有关。

### （二）尿检异常

以持续性镜下血尿伴蛋白尿较为常见，尿蛋白量多少不等。单纯尿检异常在成人患者中多见。

### （三）肾病综合征

IgAN 患者的肾病综合征发生率为 5.0%~16.7%，这通常与严重的肾小球病变有关。这类病变可能包括局灶节段性肾小球硬化样、足细胞损伤，较广泛的小管间质损害，或者新月体形成等。此外，少数有大量蛋白尿的患者的肾组织可仅出现类似于微小病变的病理特征，此类患者对糖皮质激素治疗反应好，预后良好。

### （四）急性肾损伤

急性肾损伤在不同年龄组患者中的比例存在差异。以下两种病理改变可引起急性肾损伤。一种表现为肾小球内大量新月体形成，有血管炎样病变；另一种表现为肉眼血尿期间大量红细胞管型阻塞肾小管，部分急性肾损伤患者需要行透析治疗。

## （五）慢性肾衰竭

慢性肾衰竭通常是 IgAN 长期迁延、疾病进展的晚期表现。仅少数患者以急进性肾小球肾炎起病，后转为慢性肾衰竭。

## （六）高血压

IgAN 患者中高血压的并发率显著高于正常人群，我国这一比率约为31.0%。患者可以高血压起病，也可能在病程中出现高血压，并且随着疾病进展而加剧。

# 六、辅助检查

## （一）尿检

### 1. 血尿

在临床上，40%~50% 的患者表现为肉眼血尿或显微镜下血尿，30%~40%的患者表现为单纯镜下血尿，或镜下血尿伴少量蛋白尿。肉眼血尿可持续数小时至数天，而后转为持续性镜下血尿，部分患者血尿症状可消失，但常复发，发作时重现肉眼血尿。

### 2. 蛋白尿

患者通常表现为轻度蛋白尿，一般尿蛋白定量< 1 g/24 h，少数患者可出现大量蛋白尿，甚至出现肾病综合征。

## （二）免疫学检查

### 1. IgA 增高

1/4~1/2 患者血 IgA 增高，主要是多聚体 IgA 的增多。

### 2. 循环免疫复合物

1/5~2/3 患者血中可检出 IgA 循环免疫复合物和（或）IgG 循环免疫复合物。

### 3. 血清抗链球菌溶血素 O 滴度升高

少数患者有血清抗链球菌溶血素 O 滴度升高。

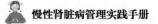

4. 补体

补体 C3、C4 多正常。

### （三）肾脏病理检查

肾穿刺病理活检为"金标准"，可明确肾小球病变的病理类型，指导治疗及判断预后。

## 七、诊断要点

### （一）病史

上呼吸道感染的同时或 1 周内，患者若出现肉眼血尿、镜下血尿、蛋白尿等症状，应考虑 IgA 肾病的可能。

### （二）辅助检查

（1）尿液检查是诊断 IgA 肾病的基本方法之一。患者可表现为肉眼血尿或镜下血尿，尿红细胞形态多变，可出现轻度至中度蛋白尿。部分患者可出现白细胞尿和管型尿。

（2）在血液检查中，患者肾功能可表现为正常或轻度异常。

（3）肾活组织检查是确诊 IgAN 的金标准，对于表现出慢性肾炎综合征特征、复发性或持续性血尿与蛋白尿症状，以及疑似 IgAN 的患者，可考虑行肾穿刺活检以明确诊断。

## 八、治疗

IgAN 的综合治疗和管理目标是尽可能减轻疾病严重程度，减少复发可能性，延缓肾功能恶化，降低心肾并发症风险，提高患者生活质量。

### （一）一般治疗

对于反复感染后肉眼血尿发作者，病灶清除术可能有一定疗效，如扁桃体切除术、牙齿病灶清除术等。在上呼吸道感染发作时及时给予强有力的抗生素治疗，对一些 IgA 肾病患者可以减少其复发的频率。对有高血压的患者，应给予合理恰当的降压治疗，如 ACEI 类药物——卡托普利。此外，低蛋白低磷饮食以及前列腺素 $E_1$ 类药物等均有一定疗效。

## （二）优化支持治疗

1. 肾素 - 血管紧张素 - 醛固酮系统阻滞剂（renin angiotensin aldosterone system inhibitor，RAASi）

蛋白尿 > 0.5 g/d 的 IgAN 患者，无论是否伴有高血压，均推荐应用 RAASi，且建议滴定至可耐受最大剂量。开始或加量应用 RAASi 2~4 周应监测血肌酐和血钾的变化。

2. 钠 - 葡萄糖共转运蛋白 2 抑制剂（sodium-glucose cotransporter 2 inhibitor，SGLT2i）

（1）建议选择有循证证据支持心肾获益的 SGLT2i，可用于 eGFR > 25 mL/（min · 1.73 $m^2$）、或 eGFR ≥ 20 mL/（min · 1.73 $m^2$）的成人 IgAN 患者，以延缓肾病进展、降低 eGFR 下降速率、降低尿白蛋白肌酐比（urinary albumin-to-creatinine ratio，UACR）。对于肾功能受损者，尤其是严重受损患者，使用 SGLT2i 应密切监测肾功能情况，并及时停用或调整药物剂量。

（2）对已使用 SGLT2i 的患者，即使 eGFR 下降到 2 mL/（min · 1.73 $m^2$）以下也可继续维持使用，但需密切监测肾功能情况，及时停用或调整药物剂量。

## （三）免疫抑制治疗

1. 糖皮质激素

对于进展高风险的 IgAN 患者，应考虑接受 6 个月的糖皮质激素治疗。

2. 环磷酰胺

对于临床表现为急进性肾炎综合征型的 IgAN 患者，建议采用用环磷酰胺联合糖皮质激素进行治疗。

3. 羟氯喹

经优化支持治疗后仍存在尿蛋白（ > 0.75 g/d）的 IgAN 患者，可考虑给

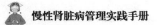

予羟氯喹治疗。

4. 吗替麦考酚酯

对于具有活动性病变且蛋白尿 ≥ 1 g/d，eGFR > 30 mL/（min·1.73 m²）的患者，可考虑使用糖皮质激素联合吗替麦考酚酯治疗。对于疾病进展高风险的患者，若存在糖皮质激素使用禁忌证，可考虑吗替麦考酚酯治疗，若存在糖皮质激素不耐受，可考虑吗替麦考酚酯作为糖皮质激素助减剂使用。

5. 雷公藤制剂

雷公藤制剂有利于提高 IgAN 患者的缓解率，减少蛋白尿，但需要注意其生殖毒性和肝毒性。

6. 其他免疫抑制治疗

（1）来氟米特。对于疾病进展高风险的 IgAN 患者，若单用激素疗效不佳，可以考虑联合来氟米特治疗。

（2）钙调神经磷酸酶抑制剂，包括环孢素和他克莫司。治疗 IgAN 证据有限，建议疾病进展高风险的 IgAN 患者，若单用激素疗效不佳或不耐受，可以考虑应用该类药物。

**（四）中成药**

中成药在控制蛋白尿、保护肾功能和改善患者临床症状方面显示出良好的效果。如肾炎康复片、滋补肝肾颗粒等。

# 九、护理管理

## （一）饮食管理

1. 蛋白质及能量摄入

建议 CKD G1—2 期患者蛋白摄入量为 0.8 g/（kg·d），而 CKD G3—5 期患者在临床密切监测情况下，蛋白摄入应控制在 0.6 g/（kg·d）并辅以 α-酮酸治疗。此外，CKD G3—5 期患者应调整饮食中磷的摄入以维持血磷在正常范围。另外需保证足够能量摄入，每天 30~35 kcal/kg（以理想体重计算），且应至少每半年进行一次常规营养筛查，以确定是否存在蛋白质 - 能量消耗。

2. 控制钠盐的摄入

严重水肿及高血压时，钠盐的摄入量要控制在 2 g/d 以下，甚至给予无盐饮食，一般以低盐为宜。有研究表明，鱼油也可延缓肾功能恶化，但需关注鱼油的用量和种类并注意肝脏损伤者慎用。

**（二）运动管理**

急性期出现肉眼血尿的患者，应适当休息，避免剧烈运动。但病情稳定时，可进行适当的锻炼，如练气功、打太极拳等。适度运动（中等强度运动，每周锻炼时间累积 150 分钟；或者接受与其心血管和身体耐受性相适应的运动）有助于控制血压、尿蛋白，从而延缓肾功能恶化。控制体重，对于 BMI ＞ 28 kg/m² 的患者，应当将体重控制在正常 BMI 范围内。

**（三）用药管理**

遵医嘱指导患者用药，了解各种口服药的毒副作用，避免应用对肾脏有损害的药物，如庆大霉素、丁胺卡那等。

**（四）心理护理**

在 IgAN 的治疗过程中可能伴随焦虑、抑郁和情绪波动等多种心理干扰，这样不利于病情康复。提供心理支持可以帮助患者有效管理情绪，减轻焦虑和抑郁的程度。

1. 应对压力

患者在面对疾病和治疗过程中可能经历各种压力。心理支持可以帮助患者学习应对策略，减轻压力对身心健康的负面影响。

2. 患者教育

心理支持还可以提供关于 IgAN 的教育和信息，使患者更好地了解疾病，增加对治疗和自我管理的信心。

**（五）随访管理**

在疾病活动或药物调整时，需注意每 1~2 个月复查尿常规、24 小时尿蛋白、血常规、肾功能、肝功能等相关临床指标。IgAN 是一种容易复发的慢性疾病，即使病情稳定后，也应进行长期严密的随访。具体随访频率可参考以下方案：每 3 个月复查尿常规、肾功能、24 小时尿蛋白，每 6 个月复查血常规、肝功能、血钾、空腹血糖检查；或根据患者蛋白尿控制情况决定随访频率。

## 十、预后

IgAN 患者个体差异大，预后差异极大。如果 IgAN 患者仅表现为单纯血尿，而没有蛋白尿、高血压、血肌酐异常，绝大部分预后良好。部分患者即便不治疗，肾功能也一直保持稳定，不会进展为尿毒症；部分患者经过一段时间治疗后可以停药；大多数患者需终身维持治疗，肾功能得以保持稳定。但是约 50% 的患者在 20~25 年内逐渐进入终末期肾脏病（end-stage renal disease，ESRD）。总之，IgA 肾病预后好的关键是早发现、早治疗。

刘宪丽

# 第四节　糖尿病肾病

## 一、概述

糖尿病肾脏病（diabetic kidney disease，DKD）是指由糖尿病继发的慢性肾功能损害，主要包括尿白蛋白 / 肌酐比值（UACR）≥ 30 mg/g 和（或）估算的肾小球滤过率（eGFR）< 60 mL/（min · 1.73 m$^2$），且持续超过 3 个月。DKD 是由慢性高血糖所致的肾损害，病变可累及全肾（包括肾小球、肾小管、肾间质及肾血管等），临床上以持续性白蛋白尿和（或）eGFR 进行性下降为主要特征，可进展为终末期肾病（ESRD）。值得注意的是，糖尿病患者也可发生其他原因引起的肾损伤，即非糖尿病肾病。

## 二、流行病学

近年来，我国糖尿病患病率显著上升，18 岁及以上人群糖尿病患病率为 11.2%，其中 90% 以上为 2 型糖尿病（type 2 diabetes mellitus，T2DM），20%~40% 的糖尿病患者并发 DKD。30%~50% 的 ESRD 由 DKD 所致。目前，糖尿病肾脏病已经超过慢性肾小球肾炎，成为引起终末期肾病的主要原因。

## 三、病因及发病机制

糖尿病患者因长期血糖过高会出现肾脏血流动力学改变及代谢异常，导致肾小球受到损伤。进而，肾脏排泌调节功能紊乱，尿蛋白的滤过和排泄异常，肾脏功能减退。糖尿病肾脏病的发病机制是多因素的，主要有以下几个方面。

### （一）经典病理机制

#### 1. 血流动力学异常

高血糖通过增加血管活性介质（如胰岛素样生长因子 1、胰高糖素等）的释放来扩张入球小动脉；同时，血管紧张素 II 和内皮素 -1 的水平升高则引起出球小动脉收缩。这些变化共同造成肾小球高压，进而引发肾小球硬化和肥大。

#### 2. 缺血和炎症

DKD 患者的肾小球和血管病变可导致肾脏供氧不足，并降低一氧化氮的产生。肿瘤坏死因子 -α 和活性氧簇水平升高通过磷酸化激活核因子 -κB（nuclear factor kappa-B，NF-κB），而 NF-κB 与间质炎症细胞浸润和蛋白尿产生密切相关。

#### 3. 肾素 - 血管紧张素 - 醛固酮系统（renin-angiotensin-aldosterone system，RAAS）过度激活

RAAS 的过度激活会加重 DKD 的恶化。醛固酮通过上调纤溶酶原激活抑制物 1，促进巨噬细胞浸润并介导系膜细胞和细胞外基质的增加，进而引起肾纤维化。

### （二）新型分子机制

**1. 基因和表观遗传学**

多种微小 RNA 与 DKD 患者的尿白蛋白排泄率（urinary albumin excretion rate，UAER）、eGFR、糖化血红蛋白（glycosylated hemoglobin A1c，HbA1c）及肌酐等检测结果具有显著相关性。

**2. 线粒体功能障碍**

高血糖可造成线粒体电子传递链负荷增加，过量的超氧化物可能引起内皮型一氧化氮合酶的磷酸化，随后通过 NF-κB 途径刺激炎症过程，最终导致血管功能障碍。

**3. 足细胞损伤和自噬**

β 抑制蛋白可通过下调特异性自噬相关基因的结合来抑制自噬，加重足细胞损伤，足细胞损伤进而导致肾小球功能下降和蛋白尿的产生。

**4. 肾小管损伤**

管球反馈失衡，即肾小球和肾小管之间的调节机制失衡，会导致肾小管功能紊乱，并加速蛋白尿的进展。在糖尿病肾病中，肾小管及肾间质的损伤是其经典病理改变。

## 四、病理改变及临床分期

**1. 病理改变**

DKD 典型的肾小球病理改变包括肾小球基底膜增厚、系膜基质增宽及肾小球硬化。足细胞功能异常及凋亡在白蛋白尿的发生、发展中具有重要作用。2010 年美国肾脏病理协会制定了 RPS 分级，适用于 T1DM 和 T2DM 患者。根据肾脏组织光学显微镜、电子显微镜及免疫荧光染色的改变进行评分，将肾小球损伤分为 4 级，具体见表 2-4-1。

表 2-4-1 2010 年美国肾脏病理学会 DKD 肾小球病理分级标准

| 分级 | 描述 | 标准 |
|------|------|------|
| Ⅰ级 | 单纯肾小球基底膜增厚 | 光学显微镜下显示无或轻度特异性改变；电子显微镜提示肾小球基底膜增厚：女性＞395 nm，男性＞430 nm（年龄≥9 岁）；病理改变未达Ⅱ、Ⅲ或Ⅳ级 |
| Ⅱa级 | 轻度系膜基质增宽 | ＞25% 的肾小球有轻度系膜基质增宽；病理改变未达Ⅲ、Ⅳ级 |
| Ⅱb级 | 重度系膜基质增宽 | ＞25% 的肾小球有重度系膜基质增宽；病理改变未达Ⅲ、Ⅳ级 |
| Ⅲ级 | 结节性硬化（Kimmelstiel-Wilson 病变） | 1 个以上结节性硬化；病理改变未达Ⅳ级 |
| Ⅳ级 | 晚期糖尿病肾小球硬化 | 总肾小球硬化＞50%，同时存在Ⅰ—Ⅲ级病理改变 |

2.DKD 的临床分期

确诊 DKD 后，应联合 CKD 分期（G1—5）和白蛋白尿分期（A1—3）判定 DKD 严重程度、进展和死亡风险及临床随访和转诊频率（表 2-4-2）。例如，某 DKD 患者的 eGFR 为 40 mL/（min·1.73 m²）、UACR 为 358 mg/g，诊断为 DKD G3bA3，对应的 DKD 进展风险为极高风险，应每年至少随访 3 次。

表 2-4-2 按 GFR 和 UACR 分级的 CKD 进展风险及就诊频率

| CKD 分期 | 肾脏损害程度 | eGFR mL/（min·1.73 m²） | 白蛋白尿分期 | | |
|---------|------------|------------------------|------------|---|---|
| | | | A1（UACR＜30 mg/g） | A2（UACR30~299 mg/g） | A3（UACR≥300 mg/g） |
| 1 期（G1） | 肾脏损伤伴 eGFR 正常 | ≥90 | 1（如有 CKD） | 1 | 2 |
| 2 期（G2） | 肾脏损伤伴 eGFR 轻度下降 | 60~89 | 1（如有 CKD） | 1 | 2 |
| 3a 期（G3a） | eGFR 轻中度下降 | 45~59 | 1 | 2 | 3 |

续表

| CKD 分期 | 肾脏损害程度 | eGFR mL/（min·1.73 m²） | 白蛋白尿分期 | | |
|---|---|---|---|---|---|
| | | | A1（UACR < 30 mg/g） | A2（UACR30~299 mg/g） | A3（UACR ≥ 300 mg/g） |
| 3b 期（G3b） | eGFR 中重度下降 | 30~44 | 2 | 3 | 3 |
| 4 期（G4） | eGFR 重度下降 | 15~29 | 3 | 3 | 4 |
| 5 期（G5） | 肾衰竭 | < 15 或透析 | 4 | 4 | 4 |

注：eGFR 为估算的肾小球滤过率；UACR 为尿白蛋白 / 肌酐比值；CKD 为慢性肾脏病；表格中的数字为建议每年随访的次数；低风险患者建议每年随访 1 次；中风险患者建议每年至少随访 1 次；高风险患者建议每年随访 2 次；极高风险患者建议每年随访 3 次或 4 次及以上。

## 五、临床表现

糖尿病性肾脏病病的早期表现为肾小球内高压力、高灌注、高滤过，进而出现肾小球毛细血管袢基底膜增厚和系膜基质增多等肾脏病理改变，最后可能发生肾小球硬化，可导致肾功能异常。临床上早期表现为尿量增加，随后出现微量白蛋白尿（需要做特殊的尿液检查）。一旦尿常规检查中出现显性蛋白尿，病情常可持续进展，不容易控制。

### （一）蛋白尿

微量白蛋白尿是早期发现糖尿病肾脏病的标志。随着病情进展，可能会出现大量蛋白尿甚至肾病综合征表现。

### （二）高血压

高血压在 DKD 患者中常见。多与血管病变及水钠潴留有关。严重的肾病多合并高血压，而高血压能加速糖尿病肾脏病的进展和恶化，故有效地控制高血压是十分重要的。

### （三）肾功能不全

DKD 一旦开始，其过程是进行性的，会出现血肌酐、胱抑素 C 增高，尿毒症是其最终结局。糖尿病肾脏病进展快慢有很大的差异，有的患者轻度蛋白尿可持续多年，但肾功能正常；有的患者尿蛋白很少，可快速发展出现肾病综合征，肾功能逐渐恶化，最终出现尿毒症。

### （四）贫血

有明显氮质血症的糖尿病患者，可有轻度至中度的贫血，用铁剂治疗无效。贫血为红细胞生成障碍所致，可能与长期限制蛋白饮食、氮质血症有关。

### （五）其他脏器并发症

心血管病变，如心力衰竭、心肌梗死；神经病变，如周围神经病变，累及自主神经时可出现糖尿病神经源性膀胱。此外，糖尿病肾脏病严重时几乎 100% 合并视网膜病变。

## 六、辅助检查

### （一）血液学检查

1. 血糖测定

血糖测定是诊断的主要依据，如空腹血糖、餐后血糖测定，必要时做糖耐量试验。

2. 肾功能

血肌酐上升显示肾功能已严重减退，常为预后不良的提示。DKD 晚期，内生肌酐清除率下降和血尿素氮、肌酐、胱抑素 C 增高。

3. 血常规

虽然血常规检查不是直接针对糖尿病肾脏病的特异性检查，但其中的血红蛋白浓度、红细胞比容、血小板计数等指标可以反映患者的贫血程度和血液系统状况，对于评估糖尿病肾脏病的整体病情有一定帮助。

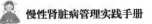

4. 肝功能

糖尿病肾脏病患者由于长期高血糖和蛋白质代谢紊乱，可能导致肝脏合成功能受损，表现为血清白蛋白水平下降。

**（二）尿液检查**

1. 尿糖定性试验

尿糖定性试验是筛选糖尿病的一个简易方法。轻型糖尿病患者的空腹尿糖可呈阴性，而餐后尿糖则呈阳性。若有肾小球硬化时，肾糖阈升高，此时血糖虽高，但尿糖可阴性。

2. 尿蛋白测定

尿小分子量蛋白测定可见微量白蛋白尿，最早和最敏感的指标，正常人尿白蛋白排泄量为 1.5~20 μg/min，或小于 30 mg/d，用常规方法测出蛋白尿时，白蛋白排泄量常已大于 200 μg/min 或 300 mg/d，当测得尿白蛋白排泄量为 20~200 μg/min，定义为微量白蛋白尿。

3. 尿酶测定

尿酶测定结果为亮氨酸氨基肽酶和乳酸脱氢酶活性明显增高。

**（三）肾脏影像学检查**

肾脏影像学检查可见肾大小正常或增大，即使在尿毒症时同样无明显异常或只有部分肾影缩小。

**（四）糖尿病性眼底检查**

如果出现明显眼底改变，则表明已有肾小球病变（≥ 90%）。

**（五）肾活检**

肾活检仅适应于糖尿病合并有肾脏病，但不能明确肾脏病是否由糖尿病引起。

## 七、诊断要点

2021 年美国糖尿病学会（American Diabetes Association，ADA）指南推荐使用包含综合评估病因、eGFR 和尿白蛋白的 CKD 分期标准。目前国内外 DKD 诊断通常根据持续存在的白蛋白尿和（或）eGFR 水平下降、同时排除其他原因引起的 CKD 做出临床诊断。在明确糖尿病作为肾损害的病因并排除其他原因引起 CKD 的情况下，至少具备下列一项者可诊断为 DKD：①在排除干扰因素的情况下，在 3~6 个月内的 3 次检测中至少 2 次 UACR ≥ 30 mg/g 或尿白蛋白排泄率 ≥ 30 mg/24 h（≥ 20 μg/min）；②eGFR < 60 mL/（min·1.73 m$^2$）持续 3 个月以上；③肾活检的病理改变符合糖尿病肾病的特征。

## 八、治疗

国内外指南均倡导对 DKD 患者进行包括宣传教育、加强生活方式管理、危险因素控制、血糖控制、多学科协作在内的综合管理模式。

### （一）生活方式管理

DKD 具有多种可控的危险因素，因此通过对患者的宣传教育，改变生活方式有利于减缓疾病进展和保护肾功能。2020 年发布的《亚太肾脏病学会糖尿病肾病临床实践指南》和《中国糖尿病肾脏病防治指南（2021 年版）》均提出，DKD 患者在生活方式上可采用医学营养治疗，避免高蛋白，低钠、低脂和高纤维饮食，并建议控制体重、长期规律地运动和戒烟禁酒。2021 年 ADA 指南提出，对于非透析依赖的 DKD 患者建议蛋白摄入量约 0.8 g/（kg·d），而透析患者可适当放宽摄入量。

### （二）控制血糖

有效降低血糖可延缓 DKD 的发生发展，因此对所有 DKD 患者均应进行合理的降糖治疗。DKD 患者的降糖策略应遵循个体化原则，HbA1c 水平可控制在 7%~8%，对于老年患者可适当放宽至 8.5%。部分口服降糖药应根据肾功

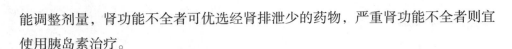

能调整剂量，肾功能不全者可优选经肾排泄少的药物，严重肾功能不全者则宜使用胰岛素治疗。

### （三）降压、降脂及降低心血管风险

合理的降压治疗也具有延缓 DKD 发生发展的作用。DKD 患者常伴有血脂异常，可选择中等强度的他汀类药物进行降脂治疗，以降低心血管和死亡风险。

### （四）其他药物治疗新进展

盐皮质激素受体拮抗剂对 DKD 可能具有潜在的肾脏保护作用。但目前常用的螺内酯（第一代）及依普利酮（第二代）可能会增加高钾血症及急性肾损伤的发生风险。最新研究发现，在 RAAS 阻断剂基础上加用第三代药物非奈利酮能显著降低主要肾脏复合终点风险。

### （五）替代治疗

对于 GFR 和肾功能严重降低的患者，应考虑采用替代疗法如肾移植和透析。

## 九、护理管理

### （一）饮食管理

#### 1.合理控制总热量，达到或维持理想体重

合理选择搭配食物，尽量做到营养均衡，食物多样，满足患者对各种营养素的需求。适当增加蔬菜和低血糖生成指数（glycemic index，GI）水果的摄入，选择蛋类、奶类、水产类、禽畜类以及大豆及其制品等富含优质蛋白的食物，减少精制碳水化合物（如白米饭、面食等）及含糖饮料和加工肉类的摄入。eGFR < 60 mL/（min·1.73 m²）同时合并 UACR ≥ 30 mg/g 或者 eGFR < 45 mL/（min·1.73 m²）的患者尽量选用优质蛋白来源的食物。提倡选择低 GI 的食物/品。选择小份食物有助于增加食物种类。每天摄入食物种类数在 12 种以上，每周在 25 种以上。推荐营养摄入见表 2-4-3。

表 2-4-3　DKD 患者推荐营养摄入

| 食物类别 | 平均每天种类数 | 每周种类数 |
|---|---|---|
| 谷类、薯类 | 3 | 5 |
| 蔬菜、水果类 | 4 | 10 |
| 畜、禽、鱼、蛋类 | 3 | 5 |
| 奶、大豆类、坚果类 | 2 | 5 |

2. 蛋白质摄入

对于未进行透析治疗的 DKD 患者，推荐的蛋白质摄入量为 $0.8$ g/（kg·d），优质蛋白的比例应占 50% 以上；而透析患者常存在营养不良，可适当增加蛋白质摄入量至 1.0~1.2 g/（kg·d）。优质蛋白来源的食物包括：鸡蛋、牛奶、鱼肉、虾肉、鸡肉、鸭肉、瘦牛肉、瘦羊肉、瘦猪肉、大豆等。

3. 脂肪摄入

脂肪摄入需满足人体对必需脂肪酸的需求，同时适当提高 ω-3 脂肪酸（如鱼油等）的比例，有助于改善血脂代谢异常。

4. 钠、钾摄入

每天的钠摄入量应低于 2 g（相当于 5 g 食盐）。对于合并高钾 / 低钾血症的 DKD 患者，应调控富含钾的食材的摄入（表 2-4-4）。

表 2-4-4　富含钾的食物列表

| 类别 | 品种 |
|---|---|
| 水果 | 橘子、香蕉、橙子、雪梨、苹果、葡萄、桃子、西瓜 |
| 蔬菜 | 菠菜、白菜、菜花、芹菜、洋葱、莴苣、茄子、番茄、海带、蘑菇、黑木耳、黄瓜、丝瓜、南瓜、萝卜 |
| 五谷杂粮 | 红薯、马铃薯、芋头 |

（二）运动管理

DKD 患者运动前应进行运动康复评估，根据患者自身情况进行合理、规律、适度的体育锻炼，以有氧运动、抗阻运动以及柔韧性训练为主，如健步走、乒乓球、太极拳、羽毛球、骑车和游泳等。如有下列情况应禁止运动训练：糖尿病酮症酸中毒；空腹血糖＞16.7 mmol/L 或血糖＜3.9 mmol/L；糖尿病合并增殖性视网膜病变，严重的肾脏病，严重的心脑血管疾病（不稳定型心绞痛、严重心律失常、短暂性脑缺血发作）；糖尿病合并急性感染等。DKD 患者也要戒烟戒酒，合理控制体重，规律作息，配合诊治。

**（三）血糖管理**

1. 血糖控制的评估指标

（1）HbA1c 联合血糖自我监测和实时动态血糖监测是临床上评估 DKD 患者血糖控制情况的重要方式。

（2）HbA1c 已达标，但血糖自我监测和实时动态血糖监测结果显示血糖波动较大或提示低血糖，仍需调整治疗方案。

（3）TIR（time in range）即 24 小时血糖自我监测或实时动态血糖监测血糖在目标范围（3.9~10.0 mmol/L）的时间占比，可更好地反映血糖波动情况。

2. 制定 DKD 患者降糖个体化控制目标

根据年龄、糖尿病病程、预期寿命、合并症、并发症、低血糖风险等，制定个体化控制目标。对于年龄轻、病程短、预期寿命长，低血糖风险低、无合并症及并发症的患者血糖控制要严格，反之应宽松。

**（四）用药指导**

遵医嘱使用降糖药及降压药，注意监测血糖及血压的变化，不可擅自调整用量或者停药等。DKD 患者应尽量避免使用肾损伤的药物，如氨基糖苷类、青霉素类、头孢菌素类、两性霉素 B、抗结核类、磺胺类抗菌药物、非甾体抗炎药、抗肿瘤药物以及某些中草药（马兜铃、关木通）等，如因疾病需要必须使用时，应严格掌握用药剂量及疗程，同时注意监测肾功能。

**（五）随访管理**

（1）对于已确诊 DKD 患者，应根据 eGFR 及尿白蛋白水平确定对血肌酐、eGFR、UACR、血电解质等的监测频率以评估疾病进展、指导治疗方案调整等。

对于 eGFR < 60 mL/（min·1.73 m²）的患者还应监测 CKD 并发症情况。

（2）多学科协作诊疗 DKD 的诊疗常常需要内分泌代谢科与肾内科、心血管内科、神经内科、营养科、病理科等多个科室协作，并开展系统的 DKD 患者自我管理及健康教育。

（3）DKD 患者在确诊后，应定期进行血压和容量负荷评估。CKD G3 期患者应至少每 6~12 个月进行 1 次生化检测，CKD G4 期患者应至少每 3~5 个月抽血检测 1 次，CKD G5 期患者应至少每 1~3 个月抽血检测 1 次。当临床症状发生变化或治疗方案进行调整时，也应进行并发症评估。具体随访频次参考表，按 GFR 和 UACR 分级的 CKD 进展风险及就诊频率（表 2-4-2）。

## 十、预后

DKD 患者是发生肾功能衰竭、心血管并发症甚至死亡的高风险人群，且其预后远差于单纯糖尿病或 CKD 患者。DKD 患者发生动脉粥样硬化性疾病、充血性心衰以及死亡的风险是单纯糖尿病患者的 2~3 倍。同时患有糖尿病和 CKD 的患者（主要是 DKD 患者）死亡的相对风险是单纯 CKD 患者的 13 倍之多。而心血管疾病和 ESRD 是 DKD 患者死亡的主要原因。2 型糖尿病合并蛋白尿的患者，在进展至 ESRD 之前，约 90% 患者死于心血管事件或非肾脏引起的其他致死性事件。发展为 ESRD 的患者，其心血管疾病和死亡风险比普通人群要高许多。

刘宪丽

# 第五节　狼疮肾炎

## 一、概述

系统性红斑狼疮（systemic lupus erythematosus，SLE）是一种多系统受累、

高度异质性的自身免疫性疾病，血清中存在抗核抗体为代表的多种自身抗体。SLE 所引起的肾脏损害称为狼疮肾炎（lupus nephritis，LN），是免疫复合物沉积于肾小球毛细血管襻，通过激活补体而引起的免疫复合物性肾小球肾炎。LN 是 SLE 最常见、最重要的内脏并发症，是导致系统性红斑狼疮患者死亡的主要原因。

## 二、流行病学

SLE 是常见的系统性自身免疫性疾病，其患病率因人种而异，全球平均患病率为（12~39）/10 万，而我国人群发病率（30.13~70.41）/10 万人，位居全世界各种族第二。SLE 以女性多见，尤其是 20~40 岁的育龄女性。40%~60% 的 SLE 患者起病初即有 LN。SLE 患者中 LN 患病率的男女比例为 1.1 ∶ 1 至 1.7 ∶ 1，青少年发作 SLE 患者中 LN 的患病率高于成人。在我国，近半数 SLE 患者并发 LN，高于白种人。我国 LN 的发生存在地域差异，LN 在 SLE 肾脏损伤中的比例随着纬度的降低而增加。27.9%~70% 的 SLE 患者在病程进展过程中会出现肾脏受累。我国 SLE 患者中以肾脏受累为首发表现的仅为 25.8%，但肾活检显示肾脏受累几乎为 100%。

## 三、发病机制

SLE 主要通过循环或原位免疫复合物沉积造成肾脏损伤，少部分通过非免疫复合物途径（如狼疮间质性肾炎）或肾血管病变（如肾动脉或静脉血栓）损伤肾脏。

### （一）循环免疫复合物沉积

细胞免疫的 T 辅助细胞功能增强，而 T 抑制细胞功能减弱，使 B 细胞的功能亢进而产生过多的抗自身抗体，包括抗核和抗各种胞质成分的抗体。这些循环抗原抗体复合物逐渐沉积在肾小球的系膜区或内皮下，激活补体并引起补体介导的组织损伤：白细胞浸润，释放各种蛋白溶酶和细胞因子，导致组织损伤、细胞增殖和基质成分积聚。

### （二）原位免疫复合物

原位免疫复合物的形成在 SLE 及 LN 患者血中可检测到高滴度的抗核抗体（antinuclear antibody，ANA），包括抗 DNA 抗体、抗组蛋白抗体、抗核蛋白体（RNP）抗体等，却无游离的 DNA 和 DNA- 抗 DNA 抗体复合物的存在。目前普遍认为，循环中的抗 DNA 抗体可与"种植"于肾小球基膜的 DNA 抗原结合，原位形成复合物，进而激活补体并发生一系列炎症反应。

### （三）细胞凋亡

近年来，研究发现细胞凋亡的调节失常参与了 SLE 及 LN 的发生机制。T 细胞的细胞凋亡率减低，引起自身反应 T 细胞持续存在，减弱了 T 细胞对自身抗原的耐受性并对其起反应，产生自身抗体。此外，一些凋亡细胞是自身抗原的主要来源。

## 四、诊断标准

诊断为 SLE 的患者出现以下一项临床和实验室检查异常时，即可诊断为 LN，包括：

（1）蛋白尿持续 > 0.5 g/24 h，或随机尿检查尿蛋白 +++，或尿蛋白 / 肌酐比 > 500 mg/g（50 mg/mmol）。

（2）活动性尿沉渣（排除外尿路感染情况下尿白细胞 > 5 个 /HPF，尿红细胞 > 5 个 /HPF），或红细胞管型，或白细胞管型。

（3）肾组织活检显示符合狼疮性肾炎病理改变的免疫复合物性肾小球肾炎，是诊断狼疮肾炎最可靠的标准。

## 五、临床分型

根据 LN 肾脏组织学的改变，病情轻重程度，临床可细分为 6 种类型，具体见表 2-5-1。

表 2-5-1　狼疮肾炎病理分型

| 病理分型 | 分型标准 |
|---|---|
| Ⅰ型（轻微系膜病变 LN） | 肾小球形态学正常，免疫荧光系膜区可见免疫复合物沉积，不伴肾损伤的临床症状 |
| Ⅱ型（系膜增生性 LN） | 系膜细胞增生或基质增加，伴系膜区免疫沉积物；电镜或免疫荧光可见孤立性上皮下或内皮下沉积物 |
| Ⅲ型（局增生性 LN） | 50% 以下肾小球表现为毛细血管内或血管外节段或球性细胞增生，通常伴有节段内皮下，伴或不伴系膜区免疫沉积物 |
| Ⅳ型（弥漫增生性 LN） | 50% 以上肾小球表现为毛细血管内或血管外节段或球性细胞增生，伴弥漫内皮下，伴或不伴系膜区免疫沉积物 |
| Ⅴ型（膜性 LN） | 光镜和免疫荧光或电镜检查显示球性或节段上皮下免疫沉积物，伴或不伴系膜病变 |
| Ⅵ型（晚期硬化性 LN） | 90% 以上肾小球球性硬化，残余肾小球无活动性病变 |

注：LN：狼疮肾炎；Ⅲ型或Ⅳ型 LN：如果光镜、免疫荧光或电镜提示肾小球上皮侧有广泛（> 50% 血管祥）免疫沉积物，诊断为Ⅲ + Ⅴ型 LN，或Ⅳ + Ⅴ型 LN。

## 六、临床表现

LN 是 SLE 多系统损害的一部分，其临床表现可轻可重，一般与其病理改变程度有关。

### （一）隐匿性肾炎

隐匿性肾炎，仅有轻度蛋白尿和镜下血尿，而无肾脏病的其他临床表现，肾功能正常，常为肾小球系膜性或局灶增生性病变。

### （二）急性肾炎

急性肾炎主要表现为水肿、高血压，伴有不同程度的蛋白尿、血尿，可出现少尿以及一过性肾功能不全。病理多为弥漫增生性病变，免疫指标有明显异常。

### （三）急进性肾炎

急进性肾炎的起病急骤，进行性少尿甚至无尿，出现血尿、蛋白尿、管型尿，可有水肿、高血压、进行性贫血和低蛋白血症，急剧发展的肾功能恶化，数周至数月内进展至尿毒症。

### （四）肾病综合征

肾病综合征表现为大量蛋白尿（＞ 3.5 g/d）、低白蛋白血症（＜ 30 g/L）、高度水肿伴或不伴高脂血症。可并发肾静脉血栓形成及肺栓塞，出现腰痛、血尿或咳嗽、咯血、呼吸急促等症状。

### （五）高血压

高血压是肾脏病变的并发症，在疾病早期较少见，严重高血压可引起心脑血管病变及肾功能衰竭而危及生命。

### （六）肾小管功能异常

肾小管功能异常表现为低分子蛋白尿、夜尿增多以及肾小管性酸中毒。多发生在肾小管 - 间质病变较严重的患者。

### （七）肾功能衰竭

抗磷脂抗体参与肾小球微血栓形成，可发生急性肾衰。各种类型肾炎反复发作使肾组织逐渐被破坏而进展至终末期肾衰竭，是患者死亡的常见原因。

## 七、辅助检查

### （一）尿液检查

尿液检查对 LN 的筛查和评估非常重要。LN 患者尿液检查可见血尿、蛋白尿、白细胞尿（脓尿）或管型尿等。

1. 血尿

LN 患者的血尿为肾小球源性血尿，表现为相差显微镜下畸形红细胞占红细胞总数的 80% 以上，且红细胞数 ≥ 8 000/mL。

2. 蛋白尿

24 小时尿蛋白 ＞ 0.15 g，或尿蛋白 / 肌酐比值（UPCR）＞ 200 mg/g 为尿蛋白阳性，其中 24 小时尿蛋白定量是评估蛋白尿的金标准。蛋白尿与 LN 患者肾脏损伤的程度直接相关,尿蛋白> 1.0 g/d 是肾小球损害较明显的表现。

3. 尿沉渣细胞管型

尿沉渣细胞管型包括红细胞管型、血红蛋白管型、颗粒管型、管状管型或混合管型。狼疮肾炎活动时可出现白细胞尿,由于女性尿液易受阴道分泌物污染,尿常规白细胞不能准确反映肾小球本身病变情况。

**(二)肾功能检测**

血清肌酐 / 尿素氮水平检测能简单易行地对评估肾功能,但其在 GFR 下降早期不敏感。当血肌酐值高于正常参考值范围时,GFR 已显著下降。

**(三)肾组织活检**

LN 的临床表现轻重不同,肾脏病理表现亦多样化,病变轻者仅出现肾小球轻微病变,重者可表现为弥漫增生,甚至出现新月体。病理类型是 LN 治疗方案选择的基础。肾脏病理对 LN 诊断、活动性评估、治疗选择及预后判断有重要意义。

**(四)其他**

如血清抗双链 DNA 抗体、补体检测。抗双链 DNA 抗体升高和补体下降,尤其是补体 C3 低下常与狼疮肾炎的活动性相关。

## 八、治疗

应根据临床表现、病理类型、病情的活动性、累及其他脏器以及并发症制订不同的治疗方案(参考 2021《改善全球肾脏病预后组织(KDIGO)临床实践指南:肾小球肾炎》和 2019 年《中国狼疮性肾炎诊断和治疗指南》)。需要从诱导治疗到维持的长期治疗,诱导治疗尽可能达到完全或者部分缓解,维持治疗时间应至少 3 年。治疗过程中需定期随访,以调整药物剂量或治疗方案、评估治疗反应及合并症。

**(一)基础治疗**

无禁忌证的情况下,激素和羟氯喹应作为治疗 LN 的基础用药。羟氯喹最大剂量为 6.5 mg/（kg·d）（200~400 mg/d），羟氯喹治疗前、治疗 5 年后应检查视网膜病变，此后每年检查眼底一次。合并蛋白尿者建议使用 ACEI/ARB。

### （二）免疫治疗

1. Ⅰ和Ⅱ型 LN

主要根据 LN 患者的肾外临床表现来决定治疗方案。例如，尿蛋白为 0.5~3.0 g/d 的Ⅱ型 LN 患者，可口服泼尼松 0.5 mg/（kg·d）。

2. Ⅲ和Ⅳ型 LN

（1）诱导治疗。给予泼尼松 0.8~1.0 mg/（kg·d）联合免疫抑制剂治疗，一般为 6~9 个月。免疫抑制剂可选用环磷酰胺（0.5~1.0 g/m²，每月一次静脉冲击）或吗替麦考酚酯（1.5~2.0 g/d 口服）或他克莫司［0.1 mg/（kg·d）］口服，并根据血药浓度调节剂量）。出现急性肾衰竭或新月体肾炎者酌情予甲泼尼龙冲击治疗，0.5~1.0 g/d，连续 3 天，必要时重复。

（2）维持治疗。小剂量泼尼松（≤ 10 mg/d）联合免疫抑制剂维持。推荐应用硫唑嘌呤［1.0~2.0 mg/（kg·d）］或吗替麦考酚酯（0.5~1.0 g/d）或他克莫司（2~3 mg/d）。

3. Ⅴ型 LN（单纯Ⅴ型）

尿蛋白＜ 2 g/d 的 LN 患者，可采用激素和 ACEI/ARB 减少蛋白尿；尿蛋白＞ 2 g/d 者，应联合使用激素及免疫抑制剂（如环磷酰胺、钙调磷酸酶抑制剂、吗替麦考酚酯）治疗。Ⅲ + Ⅴ型和Ⅳ + Ⅴ型型较难治，按照Ⅲ型和Ⅳ型治疗，也有主张采用"多靶点"方案，即激素联合吗替麦考酚酯和他克莫司治疗。

4. Ⅵ型 LN

该类型的病理表现以硬化为主。LN 活动指标不显著时，以小剂量激素维持即可。

### （三）生物制剂治疗

生物制剂治疗是未来 LN 治疗的重要趋势，主要靶点有 B 细胞发生、成熟的各个阶段，以及 T、B 细胞的激活共刺激信号。

（1）利妥昔单抗（rituximab）是一种人鼠嵌合型抗 CD20 单克隆抗体。通过不同抗体的依赖性细胞介导的细胞毒性作用启动介导 B 细胞溶解的免疫反应。在难治性 SLE 患者中，特别是那些中枢神经系统、肾脏、血液系统受累及伴有血管炎的患者，利妥昔单抗可能有效。

（2）贝利尤单抗（belimumab）作用于 B 细胞刺激因子，用于活动性和难治性 LN 治疗。LN 的诱导和维持治疗是连续、序贯的治疗过程，两个阶段的治疗方案可以一致，也可以不同。不同病理类型 LN 优先选择的诱导和维持治疗方案见表 2-5-2。对于 LN 复发患者，建议再次使用原诱导和维持治疗方案。LN 患者妊娠管理应由多学科团队定期随访，评估 LN 活动性和妊娠合并症，调整治疗和决定是否继续妊娠。

表 2-5-2　狼疮肾炎病理类型与治疗方案

| 病理类型 | 诱导方案 | 维持方案 |
| --- | --- | --- |
| Ⅰ 型 | 激素，或激素联合免疫抑制剂控制肾外狼疮活动 | 激素，或激素联合免疫抑制剂控制肾外狼疮活动 |
| Ⅱ 型 | 激素，或激素联合免疫抑制剂 | MMF，或 AZA |
| 狼疮足细胞病 | 激素，或激素 +MMF 或 CNI | MMF，或 CNI |
| Ⅲ 型和Ⅳ 型 | MMF，IV-CYC，或多靶点 | MMF，或多靶点 |
| Ⅲ + Ⅴ 型和Ⅳ + Ⅴ 型 | 多靶点、CNI，或 MMF | 多靶点，或 MME |
| Ⅴ 型 | 多靶点，或 CNI，或 TW | MMF，或 AZA |
| Ⅵ 型 | 激素，或激素联合免疫抑制剂控制肾外活动 | 激素 |
| 狼疮 TMA | 如肾功能损伤严重，IV-CYC 联合血浆置换或双重血浆置换 | MMF，或多靶点，或 AZA |

注：TMA：血栓性微血管病；MMF：吗替麦考酚酯；CNI：神经钙调蛋白抑制剂；IV-CYC：静脉注射环磷酰胺；TW：雷公藤多苷；AZA：硫唑嘌呤。

## 九、护理管理

LN 是我国最常见的继发性免疫性肾小球疾病，复发率高达 33%~40%。复发是导致器官损害加重和预后不良的重要因素。医生应该从多方面为患者制订长期有效的治疗方案。同时，医护人员应从饮食管理、运动管理、用药管理、心理状态管理、随访管理、生育指导等方面实施专业的、连续的健康管理。

### （一）饮食管理

根据患者的病情制订饮食计划。LN 患者饮食应注意以下几点：

（1）避免食用具有增强光敏感作用的食物，如无花果、油菜、芹菜等；尽量避免进食蘑菇、香菇等菌类；避免吸烟；以免诱发 SLE。

（2）限制钠盐、脂肪、蛋白质的摄入。

（3）进食清淡易消化的食物。

（4）由于患者长期服用糖皮质激素，易引起类固醇性糖尿病及库欣综合征，故患者应进行低糖饮食。

（5）根据血钙情况，在医生指导下适量补钙。

### （二）运动管理

（1）疾病急性活动期：患者应卧床休息，以减少消耗、保护脏器功能、预防并发症发生。

（2）疾病缓解期：患者可逐步增加活动量，参加社会活动和日常工作，如散步、打太极等中低强度的运动。但要注意劳逸结合，避免过度劳累。运动后及时更换衣裤，以免感冒。

### （三）用药管理

患者应严格遵医嘱治疗，不可擅自改变药物剂量或突然停药，保证治疗计划落实。医护人员应向患者详细介绍所用药物的名称、剂量、给药时间和使用方法等，并教会其评估药物疗效并及时发现不良反应。

（1）告知患者遵医嘱服用药物的重要性，使其养成定时、按量服药的习惯，定期检查血压、血糖、电解质等，重视补充维生素 D、钙剂，保护胃黏膜，切忌随意减量及停药，定期至专科门诊复查以评估疾病活动度、疗效及药物安全性，及时调整药物剂量及方案。不可擅自服用各类秘方、民间偏方等，以免病情加重恶化。

（2）告知患者药物的不良反应及相关注意事项。例如，糖皮质激素是 LN

患者的常用药物，但其不良反应较多，患者需定期复查，遵医嘱调整用量；服用免疫抑制剂期间，患者应多饮水，避免肾毒性；使用羟氯喹的患者应定期筛查视网膜病变等。

### （四）心理状态管理

LN 引起的面部蝶形红斑、脱发等外貌变化，累及皮肤结缔组织后导致的肢体活动受限，以及长期服用糖皮质激素而出现的库欣综合征，使患者容易出现焦虑、悲观、害怕等负面情绪，甚至抗拒治疗，影响治疗效果。因此，医护人员应通过耐心细致地观察、交谈、指导，为患者积极讲解疾病相关知识，消除患者心理负担，树立正确应对疾病的良好心态，提高治疗依从性，增强和巩固治疗效果，使患者坚持积极规范治疗、以积极稳定的心态对待并克服各种不适。同时，要有良好的养病和治病环境。凡是病情长期稳定的患者，都有一个良好的养病和治病的环境。面对治疗中的负面情况如悲观失望、自卑、抑郁、焦虑等，患者应积极寻找正确的排解方法，同时可寻求医护人员、家人或社会资源的帮助。

### （五）预防感染

感染是导致患者死亡的主要原因。LN 并发感染的概率高，尤其诱导治疗前 3 个月是感染的高发期。大剂量激素和其他免疫抑制药物的应用、肾功能不全、营养不良、免疫力低下是 LN 患者并发感染的主要危险因素。诱导治疗期的感染部位以皮肤软组织和肺最常见，病原体以病毒、细菌和真菌常见；维持治疗期的感染部位以泌尿系统和皮肤软组织最常见，病原体以细菌最常见。应向患者强调在治疗时预防感染的重要性。

### （六）随访管理

鉴于本病具有病情反复、迁延难愈的特点，医生应向患者及家属强调定期复诊的重要性和必要性，并指导患者去正规医院定期随访并定期检测各种指标的具体流程和方法。在条件允许的情况下，推荐患者在 CKD 慢性病管理中心接受系统的多学科团队管理。

1. 随访内容

诱导治疗阶段的疾病监测尤为重要，维持治疗阶段亦需要监测。监测项目包括：自身抗体（包括抗双链 DNA 抗体、sm 抗体、抗核抗体等）、免疫球蛋白及补体水平、24 小时尿蛋白定量、尿常规、尿肾功能、血常规、血糖、肝肾功能、电解质、血沉、C 反应蛋白等。

2. 特殊管理

（1）皮肤管理。患者应注意保持皮肤清洁、干燥，及时修剪指甲，不要用手抠鼻子，避免使用搔抓损伤皮肤，造成感染。某些化妆品中可能含有诱发 SLE 或加重病情的物质，应谨慎使用；禁用碱性、刺激性化妆品及染发剂等，以免刺激皮肤。同时，患者应避免染发和纹眉。避免暴露在阳光、白炽灯及某些射线下，阴天也最好擦防晒霜、穿长袖衣物、戴宽边帽或打伞等。此外，注意皮肤保暖，避免赤足行走和穿凉鞋，以避免温度过低引起血管痉挛，导致雷诺现象及疼痛等。发热者应适当多饮水，必要时进行物理降温，以免温度过高、组织充血、出现肿胀疼痛。口腔溃疡感染者应保持口腔清洁卫生。

（2）生育指导。LN 患者的妊娠管理涉及免疫、肾脏、妇产多学科的内容，在促进母婴安全中具有重要意义。病情处于缓解期达半年以上，无中枢神经系统、肾脏或其他脏器严重损害，口服泼尼松剂量低于 15 mg/d 的患者，一般能安全妊娠并分娩出正常婴儿。非缓解期的 LN 患者容易出现流产、早产和死胎，发生率约 30%，故应避孕。妊娠前 3 个月至妊娠期，应用大多数免疫抑制剂均可能影响胎儿的生长发育，故必须停用半年以上方能妊娠。但目前认为羟氯喹和硫唑嘌呤、钙调磷酸酶抑制剂（如环孢素、他克莫司）对妊娠影响相对较小，尤其是羟氯喹可全程使用。应用免疫抑制剂及大剂量激素者产后应避免哺乳。妊娠可诱发 SLE 活动，多数药物对胎儿发育存在风险。因此，备孕阶段及妊娠期，应及时就医，遵医嘱调整用药或停药。

（3）接种疫苗指导。SLE 患者尽可能在疾病稳定时接种疫苗，在计划进行免疫抑制治疗特别是 B 细胞清除治疗前进行疫苗接种；应接种灭活疫苗，避免使用减毒活疫苗。推荐 SLE 患者接种流感疫苗、肺炎球菌疫苗；高风险 SLE 患者接种甲肝、乙肝和带状疱疹疫苗；推荐 SLE 患者根据普通人群指南进行人乳头状瘤病毒（HPV）疫苗接种。

### （七）其他

（1）在疾病活动期应卧床休息，注意营养，避免过劳，因激素及细胞毒类药物等的应用易引起各种感染，故要保持皮肤清洁卫生、多饮水、勤排尿等。缓解期可从事适当的体育锻炼和工作，节制性生活以提高机体抗病能力。

（2）患病后期及治疗期间应避免诱发 SLE 活动的因素，如避免强光刺激和日晒（紫外线的照射）、感冒、病毒感染、滥用药物（如磺胺类、青霉素、异烟肼、口服避孕药等）及过度劳累等可能加重或诱发本病的因素。同时，应注意天气变化，随气温波动加减衣被，预防可能发生的各种感染，

（3）SLE 患者晚期癌症发病率增高，应注意随访。

（4）长期服用糖皮质激素的患者应注意补充钙剂，同时应避免过度活动。

（5）使用细胞毒药物的患者，用药后要多饮水，以减少出血性膀胱炎的发生。

（6）出现下列情况需及时就医：有不规则发热，关节疼痛，脱发及多发性口腔溃疡等；月经不规则，月经量多，经常有牙龈出血，轻微碰撞或无任何原因出现皮下出血或瘀斑等；出现水肿、泡沫尿或伴有高血压；迅速发生和发展的贫血，肾功能迅速恶化等。

## 十、预后

LN 患者的预后与其病理类型有着密切的关系，Ⅰ型和Ⅱ型病变轻、预后好；Ⅲ、Ⅳ型以及Ⅴ＋Ⅲ、Ⅴ＋Ⅳ型病变重，预后差；预后最差为肾小球硬化病变型。近年来，随着 LN 治疗方案改进和个体化，LN 治疗缓解率显著提高，我国狼疮肾炎的 10 年肾脏存活率约 81%~98%，但狼疮肾炎复发率仍较高（33%~40%），导致肾脏慢性损伤甚至进展至终末期肾病。

刘宪丽

# 第六节　过敏性紫癜性肾炎

## 一、概述

过敏性紫癜（anaphylactoid purpura），又称"Henoch-Schönlein 综合征"，是一种以坏死性小血管炎为主要病理改变的免疫性疾病。临床表现主要以皮肤紫癜、出血性胃肠炎、关节炎、肾脏损害为特征。其肾脏损害称为过敏性紫癜性肾炎（hypersensitive purpura nephritis，HSPN），简称"紫癜性肾炎"。

## 二、流行病学

过敏性紫癜于任何年龄都可发病，多见于儿童及青少年，主要发生于男性，男女比例为（1.1~1.5）：1。儿童紫癜性肾炎主要在秋冬季发病，而成人主要是在夏季和冬季。该病在全球范围内均有发生，无种族特异性，其中亚洲人群发病率较高，黑色人种发病率最低。本病家族聚集发病的情况罕见。约 1/4 的患者有过敏史，约 1/3 患者有前驱感染史。大多数病例多于数周内痊愈，也有反复发作或迁延数月、数年者；部分患者在再次接触过敏原或遇冷后复发。过敏性紫癜累及肾脏的比例高达 20%~80%，是常见的继发性肾小球肾炎之一。

## 三、发病病因

紫癜性肾炎是过敏性紫癜累及肾脏的表现之一，所以过敏性紫癜的诱发因素也是紫癜肾炎的诱发因素之一。过敏性紫癜的病因尚不完全确定，目前主要认为各种致敏因素使机体产生变态反应，进而引起血管壁炎症反应，从而累及全身多个脏器。

## （一）主要病因

### 1. 感染

感染溶血性链球菌等细菌引起的呼吸道感染、猩红热及其他局灶性感染；麻疹、水痘、风疹等病毒感染以及寄生虫感染等。

### 2. 食物过敏

食用海产品（如鱼、虾）及其他类食物（如禽、蛋、奶）中的异种蛋白引起人体产生过敏反应。

### 3. 药物过敏

抗生素类药物，如青霉素、金霉素、氯霉素、链霉素、异烟肼等；解热镇痛药，如保泰松、吲哚美辛等；以及奎宁类药物、阿托品类、磺胺类及噻嗪类利尿药等其他药物。

### 4. 其他

如花粉尘埃吸入、虫咬、疫苗注射、受凉、寒冷刺激等。

## （二）诱发因素

劳累和受凉易使自身免疫异常，患者容易感染病原微生物，出现过敏性紫癜，严重时发展为紫癜肾炎。此外，当过敏反应激活免疫系统时，也可诱发该病。

# 四、病理分级

紫癜性肾炎主要根据国际小儿肾脏病研究组（International Study of Kidney Disease in Children，ISKDC）分类标准进行病理分级，共分为Ⅰ—Ⅵ级。

## （一）肾小球病理分级

Ⅰ级：肾小球轻微异常。

Ⅱ级：单纯系膜增生。可细分为：①局灶阶段；②弥漫性。

Ⅲ级：系膜增生，伴有 < 50% 肾小球新月体形成和（或）节段性病变（硬化、粘连、血栓、坏死）。可细分为：①局灶节段；②弥漫性。

Ⅳ级：病变同Ⅲ级，50%~75%的肾小球伴有上述病变。可细分为：①局灶阶段；②弥漫性。

Ⅴ级：病变同Ⅲ级，＞75%的肾小球伴有上述病变。可细分为：①局灶阶段；②弥漫性。

Ⅵ级：膜增生性肾小球肾炎（系膜毛细血管性肾小球肾炎）。

### （二）肾小管间质病理分级

（-）级：间质基本正常。

（+）级：轻度小管变形扩张。

（++）级：间质纤维化、小管萎缩＜20%，散在炎性细胞浸润。

（+++）级：间质纤维化、小管萎缩占20%~50%，散在和（或）弥漫性炎性细胞浸润。

（++++）级：间质纤维化、小管萎缩＞50%，散在和（或）弥漫性炎性细胞浸润。

## 五、临床表现

紫癜性肾炎多为急性起病，其各种症状出现可先后不一，首发症状以皮肤紫癜为主，少数病例以腹痛、关节炎或肾脏症状为首发症状。起病前1~3周常有上呼吸道感染史。

### （一）皮肤紫癜

反复出现皮肤紫癜为本病特征，分布对称，分批出现，多见于四肢及臀部，伸侧较多，面部及躯干较少。初起皮肤紫癜呈紫红色斑丘疹，高出皮面，压之不褪色，数天后转为暗紫色，最终呈棕褐色而消退。少数重症患者紫癜可融合伴出血性坏死或大疱。皮肤紫癜一般在4~6周后消退。

### （二）关节症状

约2/3的患者起病时合并有关节症状，多发于踝关节和膝关节。表现为关节痛和关节炎，一般不发生关节变形。

### （三）胃肠道症状表现

约 1/2 的患者出现胃肠道症状。一般以阵发性剧烈腹痛为主，多见于脐周和下腹，可伴有恶心、呕吐、血便。此外，内镜检查可见胃肠道黏膜紫癜样病变。

### （四）肾脏表现

20%~54% 的紫癜性肾炎患者有肾脏受累，在较年长儿童与成人患者中肾脏受累更为普遍。最常见的表现为血尿伴或不伴红细胞管型，以及轻度蛋白尿或无蛋白尿。少数患者存在肾病水平蛋白尿、血清肌酐升高和（或）高血压，这些表现与疾病进展风险升高有关。肾脏受累多发生于起病 1 个月内，亦可在其他症状消失的病程晚期。虽然有些患者的血尿、蛋白尿持续数个月甚至数年，但大多数都能完全恢复，少数发展为慢性肾炎，最终进展为慢性肾衰竭。

## 六、辅助检查

### （一）尿常规

尿常规异常以血尿为最常见，相差显微镜下多见大小不等、严重畸形的红细胞。还可有蛋白尿，常呈非选择性。

### （二）尿纤维蛋白降解产物

尿纤维蛋白降解产物升高，多见于肾损害严重者。

### （三）血常规

病程初期有轻度贫血，白细胞正常或增高。

### （四）血生化检查

（1）红细胞沉降率增快。

（2）白蛋白下降或球蛋白增高。

### （五）免疫学检查

（1）血清 IgA，在急性期有 50% 升高。

（2）血冷球蛋白，常阳性。

（3）血循环免疫复合物阳性，其中含有 IgA。

（4）血清补体正常。

### （六）毛细血管脆性试验（束臂试验）

急性期部分患者的检测结果为阳性。

### （七）肾活检病理检查

肾活检是评估肾脏损伤的金标准。

## 七、诊断要点

在过敏性紫癜病程 6 个月内，出现血尿和（或）蛋白尿。其中血尿和蛋白尿的诊断标准分别为：

（1）血尿：肉眼血尿或 1 周内 3 次镜下血尿红细胞 > 3 个 / 高倍视野（HP）。

（2）蛋白尿满足以下任一项者：① 1 周内 3 次尿常规定性示尿蛋白阳性；② 24 h 尿蛋白定量 >150 mg 或尿蛋白 / 肌酐（mg/mg）> 0.2；③ 1 周内 3 次尿微量白蛋白高于正常值。

## 八、治疗

### （一）过敏性紫癜的治疗

绝大多数紫癜性肾炎患者病程呈自限性，主要给予支持治疗，包括充分液体摄入、休息以及缓解疼痛症状。伴有荨麻疹或血管神经性水肿的患者应用抗组胺药和钙剂。如患者出现腹痛，应适当限制饮食，必要时禁食，应用小剂量糖皮质激素可迅速缓解症状。

### （二）紫癜性肾炎的治疗

紫癜性肾炎患者的临床表现与肾病理损伤程度并不完全一致，后者能更准确地反映病变程度。没有条件获得病理诊断时，可根据其临床分型选择相应的治疗方案。

1. 孤立性血尿或病理Ⅰ级

仅对过敏性紫癜进行相应治疗，密切监测病情变化，建议至少随访3~5年。

2. 孤立性蛋白尿、血尿和蛋白尿或病理Ⅱa级

首选使用血管紧张素转换酶抑制剂（ACEI）和（或）血管紧张素受体拮抗剂（ARB）类药物。

3. 非肾病水平蛋白尿

尿蛋白＞1.0 g/d或病理Ⅱb、Ⅲa级参照前一级的用药，同时可给予糖皮质激素联合治疗。

4. 肾病水平蛋白尿、肾病综合征或病理Ⅲb、Ⅳ级

此类患者的临床症状及病理损伤均较重，建议采用激素联合免疫抑制剂治疗，其中疗效最为肯定的是糖皮质激素联合环磷酰胺治疗。若临床症状较重，病理呈弥漫性病变或伴有新月体形成者，可选用甲泼尼龙冲击治疗。其他免疫抑制剂如吗替麦考酚酯、环孢素等亦有明显疗效。

5. 急进性肾炎或病理Ⅳ、Ⅴ级

此类患者临床症状严重、病情进展较快，需采用四联疗法。常用方案为：甲泼尼龙冲击治疗2个疗程后口服泼尼松/泼尼松龙＋环磷酰胺（或其他免疫抑制剂）＋低分子肝素/肝素＋双嘧达莫。

6. 辅助治疗

在以上不同分级治疗的同时，可加用抗凝剂和（或）抗血小板药，如双嘧达莫、肝素。ACEI和（或）ARB类药物有降蛋白尿的作用，对于有蛋白尿的患者，无论是否合并高血压均可建议使用。

## 九、护理管理

### （一）饮食管理

（1）根据患者病情制定饮食计划，积极寻找过敏源。进食营养丰富、维

生素含量高、清淡易消化的食物。

（2）若合并有高血压伴有水肿的患者，应限制水和钠盐的摄入量。

（3）若有肾功能不全的患者应限制蛋白量的摄入。根据疾病分期安排每天优质蛋白质和盐的摄入量。例如，CKD G1—2 期患者建议每天优质蛋白质的摄入量为 0.8~1.0 g/（kg·d），盐的摄入量建议 ≤ 5 g/d；CKD G3—5 期未行透析治疗者每天优质蛋白质的摄入量为 0.6~0.8 g/（kg·d）。盐的摄入量建议 ≤ 3 g/d。

（4）若有消化道症状者，应给予易消化的食物，如少渣的温凉流食或软食，以减少刺激；若患者出现活动性出血，则应禁食。

（5）避免辛辣刺激、油腻的食物，如辣椒、葱、姜、蒜、洋葱、胡椒以及各种油炸食物，禁烟酒。忌过度进食，以免增加胃肠负担，诱发或加重胃肠道出血。避免食用发物、燥热食物，如羊肉、牛肉、驴肉、鹅肉、香菜、香椿、韭菜及鱼、虾、蟹等易诱发过敏的食物。

**（二）皮肤护理**

患者应严密观察出皮疹的部位、颜色及消退时间，保持皮肤清洁干燥、避免擦伤感染。女性患者切忌使用染发剂、美发剂等刺激性较强的产品。

**（三）运动管理**

发作期患者应多卧床休息，减少消耗，保护脏器功能，预防并发症发生。避免过早或过多的行走性活动，病情好转后再进行适量有氧运动，也可进行中医养生锻炼如打太极、八段锦等，注意劳逸适度。对疼痛者协助其采取舒适卧位，关节肿痛者要注意局部关节制动与保暖。

**（四）用药管理**

医护人员应告知患者遵医嘱服用药物，养成定时、按量服药的习惯，不可擅自停药或减量，并注意药物的不良反应及相关事项。同时，患者应避免使用可减少血小板的药物，如头孢菌素、奎宁、对氨基水杨酸钠、利福平、阿司匹林、地高辛、奎尼丁、磺胺药、异丙嗪等。此外，慎用能抑制血小板功能的药物，如双嘧达莫、右旋糖酐等。

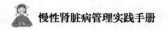 

### （五）心理护理

由于此病的病程迁延，治疗过程相对较长，所以患者和家属容易产生恐惧、悲伤及焦虑心理。此时医护人员和家属要保证患者对治疗充满信心，多和患者谈心，以鼓励的态度得到患者信任，通过语言、表情、行为来影响和改善患者情绪。

### （六）随访管理

由于此病病情反复，迁延难愈，预后不佳，医护人员应向患者及家属强调定期复诊的重要性和必要性，教会患者去正规医院定期随访、定期检测各种指标的具体流程和方法。

## 十、预后

多数患者及儿童病例预后较好。紫癜性肾炎虽有一定的自限性，但仍有部分患者病程迁延，甚至进展为尿毒症，所以病程中出现尿检异常的患者应延长随访时间，建议至少随访 3~5 年。

刘宪丽

# 第七节　慢性肾衰竭

## 一、概述

慢性肾功能衰竭（chronic renal failure，CRF），又称"慢性肾功能不全"，指各种原因造成的慢性进行性肾实质损害，致使肾脏萎缩而无法维持其基本功能。临床上表现为代谢产物潴留、水电解质及酸碱平衡紊乱的综合征。我国慢性肾功能衰竭可分为以下四个阶段：①肾功能代偿期；②肾功能失代偿期；③肾功能衰竭期（尿毒症前期）；④尿毒症期（表 2-7-1）。

表 2-7-1　我国 CRF 的分期方法（根据 1992 年黄山会议纪要）

| CRF 分期 | 肌酐清除率 Ccr（mL/min） | 血肌酐 Scr | | 说明 |
|---|---|---|---|---|
| | | Umol/L | mg/dL | |
| 肾功能代偿期 | 50~80 | 133~177 | 1.5~2.0 | 大致相当于 CKD G2 期 |
| 肾功能失代偿期 | 20~50 | 186~442 | 2.1~5.0 | 大致相当于 CKD G3 期 |
| 肾功能衰竭期 | 10~20 | 451~707 | 5.1~7.9 | 大致相当于 CKD G4 期 |
| 尿毒症期 | < 10 | ≥ 707 | ≥ 8.0 | 大致相当于 CKD G5 期 |

　　美国肾脏病基金会（National Kidney Foundation，NKF）制定的"肾脏病预后质量倡议"（kidney dieease outsomes quality initiative，KDOQI）提出慢性肾脏病（CKD）的定义，指各种原因引起的慢性肾脏结构或功能异常（肾脏损伤 ≥ 3 个月），伴或不伴肾小球滤过率（CFR）下降，表现为肾脏病理学检查异常或肾脏损伤（血、尿成分异常或影像学检查异常）；或不明原因的 GFR 下降 < 60 mL/（min · 1.73 m$^2$）超过 3 个月。CKD 概念的提出强调了疾病早期识别和防治的重要性。慢性肾脏病根据 GFR 的下降程度分为 1-5 期（表 2-7-2）。我国以往将慢性肾衰竭根据肾功能损害程度分 4 期：肾功能代偿期、肾功能失代偿期、肾衰竭期和尿毒症期，分别大致相当于 CKD G2 期和 G3a 期、G3b 期、G4 期、G5 期。

表 2-7-2　慢性肾脏病的分期和治疗计划

| 分期 | 特征 | GFR/ mL/（min · 1.73 m$^2$） | 治疗计划 |
|---|---|---|---|
| 1 期 | 肾损害，GFR 正常或稍高 | ≥ 90 | 诊断和治疗：治疗合并疾病；延缓疾病进展；减少心血管患病危险因素 |
| 2 期 | 肾损害，GFR 轻度降低 | 60~89 | 评估、减慢疾病进展 |
| 3a 期 | GFR 轻到中度降低 | 45~59 | 评估、预防和诊断并发症 |
| 3b 期 | GFR 中到重度降低 | 30~44 | 治疗并发症 |
| 4 期 | GFR 重度降低 | 15~29 | 准备肾脏替代治疗 |
| 5 期 | 终末期肾病 | < 15（或透析） | 肾脏替代治疗 |

## 二、流行病学

21 世纪以来，对于 CKD 的流行病学研究成为全球肾脏病研究的热点。全球范围内的一般人群患病率高达 14.3%。我国慢性肾脏病患病率为 10.8%，且近年来呈显著上升趋势。其中慢性肾衰竭发病率约为 100/ 百万人口，共计有100 多万患者。男性患者比例为 55%，高发年龄为 45~50 岁。我国西南地区患病率更是高达 18.3%，以四川省和贵州省最常见。此外，在发达国家，每年约有 2% 的患者发展为终末期肾衰竭。

## 三、病因与发病机制

### （一）病因

慢性肾功能衰竭常见病因有原发性和继发性肾小球肾炎、糖尿病肾病、高血压肾小动脉硬化、肾小管间质性疾病、肾血管疾病、遗传性肾病等。西方发达国家，糖尿病肾病和高血压肾小动脉硬化是导致慢性肾衰竭的两大主要病因。而我国常见的病因依次为：原发性肾小球肾炎、糖尿病肾病、高血压肾小动脉硬化、狼疮肾炎、梗阻性肾病和多囊肾等。

慢性肾功能衰竭进展缓慢，但某些诱因下可能在短期内急剧恶化。

（1）引起慢性肾衰竭持续进展、恶化的危险因素主要有高血糖、高血压、蛋白尿、低白蛋白血症、吸烟等。

（2）引起 CKD 急剧加重的危险因素包括：①累及肾脏的疾病复发或加重；②有效血容量不足；③肾脏灌注急剧减少（如肾动脉狭窄但应用 ACEI/ARB 类药物）；④严重高血压未有效控制；⑤肾毒性药物；⑥尿路梗阻；⑦其他，如严重感染、其他器官功能衰竭等。

### （二）发病机制

不同病因所致 CKD 的发病机制有所不同，但不同原因 CKD 的发生和发展有其共同点。各种原因造成部分肾单位损伤或丢失，使得残余肾组织单个肾单位出现高灌注、高压力、高滤过状态。此"三高"状态诱导致炎症和致纤维化的细胞因子表达增加，引起肾单位肥大，足细胞增大、受损和分离，进一步促进肾小球硬化和肾单位数量减少，残余肾单位"三高"进一步加重，最终形成恶性循环。RAAS 系统活性增加不仅引起钠潴留和血压升高，还通过许多非血压依赖途径引起肾脏损伤。蛋白尿、糖尿、肾小管上皮细胞高代谢和损伤等，促进肾脏实质炎症细胞浸润、各种炎症介质和细胞因子释放以及纤维化。间质纤维化等因素导致肾脏缺血，也参与加重肾单位的损伤。

## 四、临床表现

慢性肾脏病起病缓慢，早期（CKD G1—3 期）常无明显临床症状或仅有乏力、腰酸、夜尿多、食欲减退等症状。当发展至残存肾单位无法代偿满足机体最低需求时，才出现明显症状。尿毒症时出现全身多个系统的功能紊乱。

### （一）水电解质和酸碱平衡紊乱

患者可出现水钠潴留或低钠血症、高钾或低钾血症、高磷血症、低钙血症、高镁血症、代谢性酸中毒等症状。

### （二）糖、脂肪、蛋白质代谢障碍

患者可表现为糖耐量减低、低血糖、高甘油三酯血症、高胆固醇血症，蛋白质合成减少、分解增加及负氮平衡。

### （三）各系统症状及体征

1. 消化系统

食欲不振是最常见且最早出现的症状，同时可能伴有恶心、呕吐、腹胀、腹泻等症状。在晚期，患者口腔有尿味，并且口腔炎、口腔黏膜溃疡、胃或十二指肠溃疡以及上消化道出血也较常见。

2. 心血管系统

（1）高血压和左心室肥大。多数患者存在不同程度的高血压，这主要由水钠潴留引起，也与肾素血管紧张素升高、交感神经反射增强、血管舒张因子分泌减少有关。高血压可引起动脉硬化、左心室肥厚、心力衰竭并加重肾损害。

（2）心力衰竭是慢性肾衰竭常见死亡原因之一。其发生大多与水钠潴留和高血压有关，部分与尿毒症心肌病有关。患者表现为心悸、气促、端坐呼吸、颈静脉怒张、肝大和水肿等症状，但一般发绀不明显。严重者可发生急性肺水肿。

（3）尿毒症性心肌病是指尿毒症毒素所致的特异性心肌功能障碍。其发生可能与代谢废物的潴留及贫血等因素有关。其主要症状为左室肥厚和舒张功能下降、心脏扩大、充血性心力衰竭、持续性心动过速、心律失常等。

（4）心包炎。包括尿毒症性心包炎和透析相关性心包炎，主要与尿毒症毒素、水电解质紊乱、心力衰竭、感染、出血等因素有关。前者可发生于透析前或透析早期，现已少见；后者主要见于透析不充分、肝素使用过量者。心包积液多为血性，其他临床表现与一般心包炎相似，轻者可无症状，典型者表现为胸痛并在卧位、深呼吸时加重，可有心包积液体征，严重者可发生心脏压塞。

（5）血管钙化和动脉粥样硬化。血管钙化在慢性肾衰竭心血管病变中起重要作用，与高磷血症、钙分布异常等因素有关。动脉粥样硬化常发展迅速，可引起冠状动脉、脑动脉和全身周围动脉粥样硬化和钙化，与高血压、脂质代谢紊乱、钙磷代谢紊乱等因素有关。冠心病是患者主要死亡原因之一。

3. 呼吸系统

呼吸系统受累常表现为气促。若患者合并代谢性酸中毒时可表现为呼吸深而长；若患者的体液过多、心功能不全时可发生肺水肿或胸腔积液。此外，尿毒症毒素可引起肺泡毛细血管通透性增加，引起肺充血，肺部 X 线检查可见"蝴蝶翼"征，称为"尿毒症肺水肿"。

4. 血液系统

（1）贫血。慢性肾衰竭时，由于肾脏促红细胞生成素生成减少导致的贫血，称为"肾性贫血"。多数患者均有轻至中度贫血，且多为正细胞正色素性贫血。铁缺乏、叶酸不足、营养不良、失血、炎症等可加重贫血程度。

（2）出血倾向，与血小板功能障碍以及凝血因子活性降低等有关。轻度出血倾向表现为皮肤或黏膜出血点、瘀斑，牙龈出血、鼻出血、女性月经过多等，严重者出现消化道出血、颅内出血等。

### 5. 皮肤变化

皮肤瘙痒是慢性肾衰竭最常见症状之一，与继发性甲状旁腺功能亢进和皮下组织钙化有关。皮肤干燥伴有脱屑。尿毒症患者因贫血出现面色苍白或色素沉着异常呈黄褐色，为尿毒症患者特征性面容。

### 6. 骨骼病变

由于慢性肾脏病所致的矿物质与骨代谢异常综合征称为慢性肾脏病 - 矿物质和骨异常（CKD-mineral and bone disorder，CKD-MBD），表现为钙、磷、甲状旁腺素或维生素 D 代谢异常，骨转化、骨矿化、骨量、骨线性生长或骨强度异常，以及血管或其他软组织钙化。慢性肾衰竭时出现的骨骼病变，称为肾性骨病或肾性骨营养不良，包括纤维性骨炎、骨软化症、骨质疏松症和骨硬化症等。典型者表现为骨痛、行走不便和自发性骨折。早期有症状者少见，需依靠骨活组织检查诊断。

### 7. 神经肌肉系统

神经系统异常包括中枢和周围神经病变。慢性肾衰竭中枢神经系统异常称为尿毒症脑病，早期表现为疲乏、失眠、注意力不集中等，后期可出现性格改变、抑郁、记忆力下降，判断力、计算力和定向力障碍，幻觉甚至昏迷等。周围神经病变以肢端袜套样分布的感觉丧失最常见，也可出现肢体麻木、下肢疼痛，深反射减弱或消失。尿毒症时可出现肌肉震颤、痉挛，肌无力和肌萎缩等。

### 8. 内分泌失调

慢性肾衰竭时除肾脏产生的内分泌激素异常外（如骨化三醇减少、EPO 缺乏、肾素 - 血管紧张素 Ⅱ 过多），可出现性激素紊乱（雌激素、雄激素水平下降，催乳素、黄体生成素水平升高等），女性患者常表现为闭经、不孕，男性患者表现为阳痿、不育等。由于血 PTH 升高，多数患者有继发性甲状旁腺功能亢进。部分患者甲状腺素水平降低，表现为基础代谢率下降。肾脏对胰岛素的清除减少、骨骼肌等外周组织器官摄取糖能力下降，导致糖耐量异常和胰岛素抵抗。

### 9. 免疫系统

CKD 患者常合并呼吸系统、泌尿系统、皮肤等部位感染，其发生与机体免疫功能低下、白细胞功能异常、淋巴细胞和单核细胞功能障碍等有关。透析者可发生血管通路或腹膜透析管相关感染、肝炎病毒感染等。

## 五、辅助检查

慢性肾脏病进展至 GFR < 60 mL/(min·1.73 m²) 后，可逐渐出现以下异常。

### （一）尿液检查

常见蛋白尿现象，其中白蛋白尿对 CKD 病情严重程度和预后判断有预测价值，常用尿白蛋白 / 肌酐比值（ACR）来评估白蛋白尿程度。尿沉渣检查中可见红细胞、白细胞、颗粒管型和蜡样管型。尿比重或尿渗透压下降，至 CKD G5 期尿比重（1.010）和尿渗透压（300 mmol/L）低且固定，分别称"等比重尿"和"等渗尿"。

### （二）血常规检查

红细胞计数下降，绝对网织红细胞计数减少，血红蛋白浓度降低，白细胞计数可升高或降低。

### （三）肾功能检查

肾功能减退，血肌酐、血尿素氮水平增高，肌酐清除率降低。

### （四）血生化检查

人血白蛋白降低；血钙降低，血磷增高，甲状旁腺激素水平升高；血钾和血钠可增高或降低；可有代谢性酸中毒等。

### （五）其他实验室检查

可有出凝血功能障碍，出血时间延长；缺铁时血清铁水平偏低，血清铁蛋白浓度 < 200 ng/mL，转铁蛋白饱和度 < 20%。

### （六）影像学检查

CKD 早期 B 超显示肾脏大小正常，回声增多不均匀，晚期显示皮质变薄，皮髓质分界不清，双肾缩小等。同位素 CT 有助于了解 CKD 早期单侧和双肾总体肾功能受损程度。

## 六、诊断要点

根据病史、临床表现，GFR 下降，血肌酐、血尿素氮升高，影像学检查示双肾缩小，即可做出诊断。应积极寻找引起 CKD 持续进展的因素，并依据原发病因、GFR 和蛋白尿程度对 CKD 进展程度分级。

## 七、治疗

CKD 的治疗原则为：早期治疗原发疾病和加重因素，根据 CKD 分期所处的不同阶段采取不同的防治策略（表 2-7-2），以延缓肾功能减退，减少并发症，提高患者生活质量。

### （一）治疗原发病并去除使肾功能恶化的因素

积极治疗引起慢性肾衰竭的原发疾病，如狼疮肾炎、高血压、糖尿病肾病等，纠正某些使肾损害加重的可逆因素，如循环血容量不足、使用肾毒性药物、尿路梗阻、感染、水电解质和酸碱平衡紊乱、严重高血压、心力衰竭等，以延缓或防止肾功能减退，保护残存肾功能。

### （二）延缓慢性肾功能不全的进展

1. 饮食

推荐 CKD G1—2 期蛋白质摄入量为 0.8 g/（kg·d），CKD G3—5 期非透析患者蛋白摄入量应限制在 0.6 g/（kg·d）。低蛋白饮食者每天摄入的蛋白质应该一半以上为高生物价蛋白质，可同时补充必需氨基酸或酮酸氨基酸混合物，以防蛋白营养不良；同时，摄入足够的热量，保持在 30—35 kcal/（kg·d）。伴有高血压和水肿的患者应限制盐的摄入（每天摄入盐 < 5 g）。尿量减少的患者要限制饮水并避免过多补充医源性液体。根据血钾水平决定合适的钾摄入量。CKD 患者需注意避免含量高磷的饮食，在保证营养的同时控制饮食磷摄入总量。

2. 控制血压

CKD 患者血压一般应控制在 130/80 mmHg 以下，但应根据其年龄、共存的心血管疾病和其他并发症、CKD 的进展风险、视网膜病变存在与否（糖尿病 CKD 患者）以及对治疗的耐受性等，拟定个体化的血压目标值和治疗药物。一般应首选 RAASi，但 ACEI 与 ARB 不宜联合应用，在用药后 1~2 周内，应复查血清肌酐和血钾水平。RAASi 的主要禁忌证是过敏、双侧肾动脉狭窄和妊娠。醛固酮抑制剂与 RAASi 联用、脑啡肽酶抑制剂与 RAASi 联用均有协同降压、降蛋白尿作用，但需警惕高钾风险。肾功能不全时选择降压药应警惕药物蓄积相关不良反应。接受降压治疗的 CKD 患者应定期评估是否有体位性眩晕和直立性低血压，降压是否带来肾脏和心血管等系统的副作用。

3. 控制高血糖、高脂血症和高尿酸血症

除了高血压以外，流行病学也证实糖、脂、尿酸代谢紊乱与 CKD 进展和不良预后有关，所以也需要关注和控制。

4. 控制蛋白尿

蛋白尿是肾脏病预后的替代指标，减少蛋白摄入、抑制 RAAS、针对原发病病因的治疗以及某些中成药可以帮助控制蛋白尿。但以上措施不能一概而论，需结合患者个体情况进行选择。另外，当控制蛋白尿和延缓肾功能恶化矛盾时，需谨记蛋白尿仅仅是提示预后的替代指标，应以延缓肾功能恶化为首要目标。

5. 避免可能导致急性肾损伤的因素

血容量不足、心力衰竭、感染、泌尿道梗阻、药物性肾损伤、严重高血压等可能导致急性肾损伤，而急性肾损伤是促进 CKD 进展的危险因子，因此应积极预防这些因素。一旦发生上述危险因素要尽快尽量纠正。

6. 肾性贫血的治疗

对于肾性贫血者，可选用重组人红细胞生成素或脯氨酰羟化酶抑制剂等。用药期间应定期随访血红蛋白，控制其范围在 110~120 g/L。同时，需注意患者是否存在造血原料（如铁、叶酸、维生素 $B_{12}$）的缺乏，必要时给予补充。此外，注意排查可能存在的失血情况并积极治疗。

7. 纠正水电解质和酸碱平衡失调

（1）水、钠平衡失调。水肿者应限制盐和水的摄入，补液不宜过多过快。当患者伴有明显水肿、高血压时，可使用袢利尿药（如呋塞米 20 mg，每天 2~3 次），已透析者应加强超滤。严重水钠潴留、急性左心衰竭者，应尽早透析治疗。

（2）高钾血症。尿毒症患者易发生高钾血症，存在高钾血症病史的患者，应限制摄入富含生物可利用钾食物（如加工食品），并预防高钾血症风险可能引起的相关疾病。

（3）代谢性酸中毒。一般可通过口服碳酸氢钠（3~10 g/d）来纠正。当二氧化碳结合力低于 13.5 mmol/L 时，可采用碳酸氢钠静脉滴注，但需注意避免输入速度过快过多，以免加重水钠潴留诱发心力衰竭。

（4）钙、磷代谢失调和肾性骨营养不良。定期随访并监测血钙、磷和全段甲状旁腺激素水平。避免盲目补充钙剂和维生素 D 制剂，限制磷的摄入，同时避免为限磷而过度控制蛋白质的摄入。根据病情合理选用磷结合剂。已经开始透析的患者注意监测透析充分性。对严重的继发性甲状旁腺功能亢进，可应用拟钙剂或手术切除方式治疗。

8. 其他对症治疗

（1）促进肠道清除尿毒症毒素。通过口服氧化淀粉、活性炭制剂、大黄制剂等，可促进尿毒症毒素由肠道排出，减轻氮质血症，缓解尿毒症症状，适用于未接受透析治疗的慢性肾衰竭患者。

（2）皮肤瘙痒。皮肤瘙痒者可外用炉甘石洗剂或乳化油剂涂抹。此外，口服抗组胺药、控制高磷血症及强化透析对部分患者有效。甲状旁腺切除术对部分顽固性皮肤瘙痒患者有效。

（3）高脂血症。治疗与一般高血脂者相同，可使用他汀类或贝特类药物。

9. 中医药治疗

在西医治疗基础上，进行中医辨证施治，加用黄芪、川芎、冬虫夏草、大黄等中药，有助于保护残存肾功能、延缓病情进展。

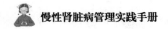 

10. 替代治疗

当CKD患者疾病进展至终末期肾病时，应行肾脏替代治疗，包括血液透析、腹膜透析和肾移植。若CKD患者尚未进入终末期肾病阶段，但出现药物或其他治疗手段难以纠正的急性水过多、严重电解质紊乱和酸碱失衡、代谢性脑病等，也可根据情况实施相应方式的血液净化治疗。肾脏替代治疗的方式应根据患者的具体情况决定。

## 八、护理管理

### （一）饮食管理

饮食治疗在慢性肾衰竭的治疗中具有重要意义，因为合理的营养膳食调配不仅能减少体内氮代谢产物的积聚及体内蛋白质的分解，维持氮平衡，还能在维持营养、增强机体抵抗力延缓病情进展等方面发挥重要作用。饮食原则是优质低蛋白、充足热量、低盐、低钾、低磷饮食。

1. 蛋白质

慢性肾衰竭患者应限制蛋白质的摄入，且饮食中50%以上的蛋白质为优质蛋白，如鸡蛋、牛奶、瘦肉、鱼等动物蛋白，与豆制品等植物蛋白摄入比例一般为1：1。CKD G1—2期无论是否有糖尿病，建议的蛋白质摄入量为0.8~1.0 g/（kg·d）；CKD G3—5期非透析患者，蛋白质摄入量应为0.6~0.8 g/（kg·d）。透析患者的蛋白质摄入量为1.0~1.2 g/（kg·d）。

2. 热量

供给患者足够的热量，以减少体内蛋白质的消耗。一般每天供应的热量为126~147 kJ/kg（30~35 kcal/kg），摄入热量的70%由碳水化合物供给。可选用热量高、蛋白质含量低的食物，如小麦淀粉、藕粉、类、粉丝等。对已开始透析的患者，应改为透析饮食。

3. 其他

（1）脂肪。脂肪摄入不超过总热量的30%，不饱和脂肪酸和饱和脂肪酸摄入比例为2：1。胆固醇摄入量 < 300 mg/d。

（2）钠。一般每天钠摄入量不超过 2 g，水肿、高血压、少尿者需进一步限制食盐摄入量。

（3）钾。当GFR < 10 mL/（min·1.73 m²）、每天尿量 < 1 000 mL 或血钾 > 5.0 mmol/L 时，需限制饮食中钾的摄入，禁用含钾高的低钠盐、平衡盐等特殊食盐，少用酱油等调味品，慎食含钾高的食物，如蘑菇、海带、豆类、桂圆、莲子、卷心菜、榨菜、香蕉、橘子等。其中，含钾高的蔬菜在烹饪前浸泡、过沸水捞出可有效减少钾的含量。

（4）磷。低磷饮食，每天磷摄入量 800~1 000 mg。避免含磷高的食物，如全麦面包、动物内脏、干豆类、坚果类、奶粉、乳酪、蛋黄、巧克力等。可选择磷 / 蛋白比值低的食物摄入，如鸡蛋白、海参等；减少磷 / 蛋白比值高的食物摄入，如蘑菇、葵花籽、酸奶等。限制含磷添加剂含量较高的食物和饮料摄入。

（5）补充水溶性维生素和矿物质。如维生素 C、维生素 B、叶酸、铁等。

用餐前后清洁口腔，提供整洁、舒适的进食环境，提供色、香、味俱全的食物，烹调时可加用醋、番茄汁、柠檬汁等调料以增进患者食欲。少量多餐。

### （二）运动管理

急性期患者应卧床休息，避免过度劳累。能起床活动的患者，则应鼓励其进行适当活动如室内散步和在力所能及的情况下自理生活等，但应避免劳累和受凉。活动时需有人陪伴，以不出现心慌、气促、疲乏为宜。一旦有不适症状，应立即停止活动，卧床休息。对于贫血严重者应卧床休息，注意坐起、下床时动作宜缓慢，以免发生头晕。有出血倾向者活动时应注意安全，避免皮肤、黏膜受损。

### （三）用药护理

当患者蛋白质摄入低于 0.6 g/（kg·d），应补充必需氨基酸或 α - 酮酸。以 8 种必需氨基酸配合低蛋白高热量的饮食治疗尿毒症，可使患者达到正氮平衡，并改善症状。必需氨基酸有口服制剂和静滴制剂，成人用量为 0.1~0.2 g/（kg·d），能口服者以口服为宜。静脉输液时应注意输液速度，如有恶心、呕吐，及时减慢输液速度，同时可给予止吐药。切勿在氨基酸溶液内加入其他药物。

以免引起不良反应。α - 酮酸用量为 0.075~0.120 g/（kg·d）口服。高钙血症者慎用，需定期监测血钙浓度。遵医嘱用药，避免使用肾毒性药物，不要自行用药。

### （四）皮肤护理

避免皮肤过于干燥，应以中性肥皂和沐浴液进行皮肤清洁，洗后涂上润肤剂，以避免皮肤瘙痒。指导患者定期修剪指甲，以防皮肤瘙痒时抓破皮肤，造成感染。必要时，按医嘱给予抗组胺类药物和止痒药，如炉甘石洗剂等。

### （五）随访管理

（1）指导患者准确记录每天的尿量和体重。

（2）指导患者掌握自我监测血压的方法，每天定时测量。CKD G1—5 期者确保用药期间血压控制低于 130/80 mmHg。

（3）合并糖尿病者定期监测血糖。控制其血糖目标为空腹血糖 5~7.2 mmol/L（睡前 6.1~8.3 mmol/L），HbAlc < 7%。

（4）定期复查血常规、尿常规、肾功能、血清电解质等情况。其中尿蛋白、血肌酐、GER 的理想控制目标分别为：尿蛋白 < 0.5 g/24 h，血肌酐每年升高速度 < 50 μmol/L，GFR 每年下降速度 < 4 mL/min。

（5）一般每 1~3 个月返院随访 1 次，出现下列情况时需及时就医：体重迅速增加、水肿、血压显著增高、气促加剧或呼吸困难、发热、乏力或虚弱感加重、嗜睡或意识障碍。

（6）做好肾脏替代治疗方案的选择。向患者解释有计划地使用血管以及尽量保护前臂、肘等部位的大静脉，对于日后进行血透治疗的重要性，使患者理解并配合治疗。已行血液透析者应指导其保护好动静脉瘘管，腹膜透析者保护好腹膜透析管道。

## 九、预后

慢性肾衰竭为不可逆病变，病程可长达数年，发展至尿毒症时死亡率较高。心血管疾病是其主要死亡原因。患者的预后受原发疾病治疗情况，是否存在加

重肾损害的危险因素，血压、血糖、血脂控制情况，营养状态，并发症，以及
替代治疗等多种因素影响。

刘宪丽

## 参考文献

［1］KIDNEY DISEASE：IMPROVING GLOBAL OUTCOMES（KDIGO）
GLOMERULAR DISEASES WORK GROUP. KDIGO 2021 Clinical Practice
Guideline for the Management of Glomerular Diseases［J］. Kidney Int，2021，100
（4S）：S1-S276.

［2］ROVIN B H，ADLER S G，BARRATT J，et al. Executive summary of the KDIGO
2021 Guideline for the Management of Glomerular Diseases［J］. Kidney Int，
2021，100（4）：753-779.

［3］李世军. 改善全球肾脏病预后组织（KDIGO）临床实践指南：肾小球肾炎［J］.
肾脏病与透析肾移植杂志，2012，21（3）：260-267.

［4］陈楠. 肾脏病诊治精要：附临床病例［M］. 上海：上海科学技术出版社，2022.

［5］余学清，陈江华. 内科学肾脏内科分册［M］. 2 版. 北京：人民卫生出版社，
2021.

［6］中国医药卫生文化协会肾病与血液净化专业委员会. 原发性 IgA 肾病管理和治疗
中国专家共识［J］. 中华肾病研究电子杂志，2024，13（1）：1-8.

［7］中华医学会儿科学分会肾脏学组. 紫癜性肾炎诊治循证指南（2016）［J］. 中华
儿科杂志原发性，2017，55（9）：647-651.

［8］梅长林. 肾脏病临床实践指南［M］. 上海：上海科学技术出版社，2017.

［9］中国狼疮肾炎诊断和治疗指南编写组. 中国狼疮肾炎诊断和治疗指南［J］. 中华
医学杂志. 中华肾病研究电子杂志，2019，99（44）：3441-3455.

［10］张辉，杨念生，鲁静，等. 狼疮肾炎诊疗规范［J］. 中华内科杂志，2021，60（9）：
784-790.

［11］段培，宋霞，吕桂兰. 狼疮性肾炎患者妊娠管理的研究进展［J］. 中国实用护
理杂志，2019，35（15）：1192-1196.

［12］ZHUANG Z，TONG M，CLARKE R，et al. Probability of chronic kidney disease
and associated risk factors in Chinese adults：a cross-sectional study of 9 million

Chinese adults in the Meinian Onehealth screening survey［J］. Clin Kidney J, 2022, 15（12）: 2228-2236.

［13］岳晓红, 徐甜甜, 王瑞敏, 等. 血液净化专科护士核心能力框架模型的构建［J］. 国际护理学杂志, 2020, 39（24）: 4432-4435.

［14］谢燕, 陈源汉, 梁馨苓, 等. IgA 肾病预后评估模型的研究进展［J］. 中华肾脏病杂志, 2021, 37（3）: 234-238.

［15］于萍, 杨燕, 古丽米兰·努尔买买提. 基于"互联网＋饮食"的远程个性化管理在Ⅲ～Ⅳ期糖尿病肾病患者中的应用［J］. 中华现代护理杂志, 2022, 28（31）: 4371-4375.

［16］马莹, 雷蕾, 王海云, 等. 节假日对腹膜透析患者的影响［J］. 中华临床营养杂志, 2017, 25（4）: 233-239.

［17］中华医学会糖尿病学分会微血管并发症学组. 中国糖尿病肾脏病防治指南（2021 年版）［J］. 中华糖尿病杂志, 2021, 13（8）: 762-784.

［18］仙淑丽, 丁峰, 李雪竹.《改善全球肾脏病预后组织 2020 年临床实践指南: 慢性肾脏病患者的糖尿病管理》推荐的降血糖治疗方案解读［J］. 上海医药, 2022, 43（3）: 8-11.

［19］中华医学会糖尿病学分会, 国家基本公共卫生服务项目基层糖尿病防治管理办公室. 国家基层糖尿病肾脏病防治技术指南（2023）［J］. 中华内科杂志, 2023, 62（12）: 1394-1405.

［20］尤黎明, 吴瑛. 内科护理学［M］. 7 版. 北京: 人民卫生出版社, 2022.

［21］KIDNEY DISEASE: IMPROVING GLOBAL OUTCOMES（KDIGO）DIABETES WORK GROUP. KDIGO 2020 Clinical Practice Guideline for Diabetes Management in Chronic Kidney Disease［J］. Kidney Int, 2020, 98（4S）: S1-S115.

# 第三章

# 慢性肾脏病常见并发症的管理

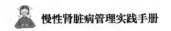

# 第一节　肾性高血压

## 一、概述

　　肾脏结构异常和功能减退所引起的血压升高即为肾性高血压，是继发性高血压的主要组成部分。肾性高血压包括肾实质性高血压、肾血管性高血压和肾内分泌性高血压。肾实质性高血压是肾实质性疾病引起的高血压；肾血管性高血压是单侧或双侧肾动脉起始部、主干或其主要分支狭窄或闭塞所引起的高血压；肾内分泌性高血压，包括原发性醛固酮增多症，皮质醇增多症、嗜铬细胞瘤等部位在肾脏的内分泌疾病。

## 二、流行病学

　　肾性高血压占成人高血压的 5%，占儿童高血压的 60% 以上。在慢性肾脏病（chronic kidney disease，CKD）患者中，高血压患病率高达 58.0%~86.2%。我国 CKD 患者高血压知晓率为 85.8%，治疗率为 81.0%，然而以 < 140/90 mmHg（1 mmHg = 0.133 kPa）为靶目标的血压控制率为 33.1%，以 < 130/80 mmHg 为靶目标的血压控制率仅为 14.1%。CKD 常需要联合使用降压药物控制血压，我国 34.7% 的 CKD 患者使用 1 种降压药物，33.3% 的患者使用 2 种降压药物，使用 3 种或 4 种及以上降压药物者分别占 21.1% 和 10.9%。肾脏病患者高血压患病率明显高于普通人群，并且其高血压更难控制。

## 三、病因及发病机制

### （一）衰老

　　衰老是肾性高血压的重要危险因素。老年人因肾功能减退导致水盐调节能力下降，多数还存在动脉粥样硬化，甚或肾动脉狭窄，导致血压升高。此外，老年人常合并多种慢性疾病，日常服用药物较多，药物导致肾损害的风险也显著增加，间接引起血压升高。

### （二）高盐饮食

氯化钠的摄入量与血压密切相关。在盐敏感性高血压患者中，氯化钠摄入增加导致血容量扩张、血压升高，但相同剂量的枸橼酸钠或氯化铵则不引起血压升高。相关研究发现，将钠盐（氯化钠）的摄入量从 10 g/d 减至 5~6 g/d，并维持 4 周以上，即可使高血压患者的收缩压下降 5 mmHg，舒张压下降 3 mmHg；使血压正常者的收缩压下降 2 mmHg，舒张压下降 1 mmHg。

### （三）肥胖

肥胖，是肾性高血压的重要危险因素。与健康人群相比，肥胖患者需要代偿性维持较高的血压和 GFR 来抵消肥胖引起的肾小管重吸收水钠的增加，以保持水钠平衡。

### （四）甲状旁腺功能亢进

进展期 CKD 患者常存在不同程度的低血钙、高血磷以及维生素 D 缺乏，这些因素持续刺激甲状旁腺分泌甲状旁腺激素（parathyroid hormone，PTH），导致高 PTH 血症或继发性甲状旁腺功能亢进。PTH 影响血压可能与肾素 - 血管紧张素 - 醛固酮系统激活、诱导内皮素合成增加、交感神经系统激活、动脉僵硬度增加、血管顺应性下降有关。此外，人体 40%~45% 的钠存在于骨骼中，PTH 促进溶骨过程中钙与钠同时释放入血，导致水钠潴留，血压升高。

### （五）睡眠障碍

睡眠障碍可引起中枢神经功能紊乱和交感神经兴奋，从而导致高血压。

### （六）药物

药物可以导致高血压，即药物诱导的高血压（drug-induced hypertension，DIH），并且可以影响对降压药物的反应性，是难治性高血压的重要原因之一。引起血压升高的常见药物包括重组人红细胞生成素、糖皮质激素、免疫抑制剂（如环孢素 A、他克莫司）、非甾体抗炎药、抗抑郁药和口服避孕药等。许多药物引起血压升高的作用机制尚不明确，而且同一类药物引起血压升高的程度也不相同。

### （七）肾移植

流行病学资料显示，70%~90% 的肾移植受者合并高血压需服用降压药物治疗。高血压是肾脏移植受者最常见的并发症。移植肾动脉狭窄、移植肾功能延迟恢复、急性排斥反应、慢性移植肾丧失功能、原有肾脏疾病复发及移植肾新生肾病均可以引起肾移植受者的术后高血压。

## 四、临床表现

肾性高血压涵盖了肾实质性高血压与肾血管性高血压两大类别，其临床特点分别如下。

### （一）肾实质性高血压

（1）肾实质性高血压多发于青少年。

（2）高血压出现之前，常有尿检异常（如蛋白尿、细胞管型、血尿等）、贫血以及肾功能减退等，或高血压与此同时出现。

（3）血压多为中度升高。

（4）眼底血管病变轻或不明显。

（5）血浆中肾素、血管紧张素水平通常较低。

（6）B 超检查显示双肾实质呈弥漫性病变，双侧肾皮质变薄。

（7）利尿、脱水等治疗可使部分患者血压下降。

### （二）肾血管性高血压

（1）肾血管性高血压多发于 30 岁之前或 50 岁之后。

（2）高血压病程短、进展快，多数呈恶性高血压表现。

（3）首发症状以头痛最常见，与高血压程度相关。

（4）61%~74% 的患者头颈、上腹及腰背部常可闻及血管杂音，是本病的典型体征，有时可出现腹部或腰肋部疼痛。

（5）恶性高血压者可能出现视网膜可以有出血、渗出、视神经乳头水肿等症状。

## 五、辅助检查

肾性高血压患者除了进行一般病史询问、体格检查、电解质、血常规、心电图、肝肾功能、血脂、血尿便常规等必查项目外，还需根据患者的具体病情进行其他项目检查，如血浆肾素活性测定、肾动脉造影和静脉肾盂造影等。

## 六、诊断

根据患者情况，从动态血压监测（ambulatory blood pressure monitoring，ABPM）、家庭血压监测、诊室血压测量 3 种方法中选择一种来诊断高血压。初次评估应该在患者排空膀胱后进行，评估内容为测量双侧上臂血压。若测量结果不同，应采用较高值。患者在第一次血压测量后的 1~4 周后再次测量，两次均高于诊断标准方可做出诊断。如果患者血压很高，如收缩压 ≥ 180 mmHg，或者不便于第二次随访，可以在初次诊断高血压后启动降压治疗。

ABPM 指的是通过一种佩戴在患者身上的仪器，进行连续的 24~48 小时的血压测量。当患者处于清醒状态时，仪器通常每 15~20 分钟测量一次血压；而当患者处于睡眠状态时，仪器则每 30~60 分钟测量一次血压。测得血压数值记录在仪器上，通过电脑分析这些数据得出清醒（白昼）和睡眠（夜间）时的平均血压，也可计算读数超出正常血压上限的百分比。采用 ABPM 时，高血压定义为血压 ≥ 135/85 mmHg。

用家庭血压监测确诊或评估血压控制的最佳方案尚无定论。一般认为，至少应在 1 个周期间进行 12~14 次测量（包括早晨和晚间血压测量值）。与诊室测量值相比，在家或工作时自己记录的随机血压测量值与 ABPM 的相关性更好。采用家庭血压监测时，高血压定义为血压 ≥ 135/85 mmHg。

不过，诊室血压测量仍然为诊断和管理高血压的主要方法。高血压治疗推荐所依据的随机试验使用的是诊室血压测量值，而非 ABPM。

多数指南建议，年龄 ≥ 18 岁的成年人诊断标准为：收缩压 ≥ 140 mmHg

或舒张压≥ 90 mmHg，或兼具二者。如高龄患者可以适度放松对血压的控制（< 150/90 mmHg），而无并发症的年轻患者可以将血压控制在< 130/80 mmHg。

CKD 患者的血压控制目标值如下：

（1）非透析 CKD 患者血压控制目标值。

非透析 CKD 患者血压靶目标应为收缩压< 120 mmHg；合并心血管风险高危患者，如可耐受，建议将标准化诊室收缩压< 120 mmHg 作为血压控制目标。

（2）透析 CKD 患者的血压控制目标值。

透析前的血液透析患者：年龄< 60 岁者，血压控制目标< 140/90 mmHg；年龄≥ 60 岁者，血压控制目标< 160/90 mmHg。透析后的血液透析患者：血压控制目标< 130/80 mmHg，24 小时动态监测平均血压< 130/80 mmHg，家庭测量血压< 135/85 mmHg。注意需遵循血压目标值的个体化原则，并避免血压过低。

（3）腹膜透析患者的血压目标值。

腹膜透析患者血压目标值< 140/90 mmHg，65 岁以上者血压目标值< 150/90 mmHg。

## 七、治疗

### （一）调整生活方式

1.限制食盐的摄入量

肾性高血压患者食盐摄入< 5 g/d（钠摄入< 2 g/d）。研究证实，CKD G3—4 期的患者采用低盐饮食，能有效控制诊室血压。

2.运动

在身体可耐受的情况下，肾性高血压患者可进行适当体育锻炼，推荐起始每周进行 2 次，每次 30~60 分钟的中等强度体育锻炼，而后逐渐增至每周 3~5 次，并减少静态生活方式。具体可参见表 3-1-1。

表 3-1-1　根据慢性肾脏病患者基础活动量推荐的运动建议

| 基础活动量 | 频率（次 / 周） | 强度（RPE） | 时间（min/d） | 运动方式 |
|---|---|---|---|---|
| 基本不活动 | 3~5 | 3~6 | 20~30 | 步行 3 000~3 500 步 |
| 偶尔活动一次 | 3~5 | 3~6 | 30~60 | 步行 3 000~4 000 步 |
| 每天少量活动 | 3~5 | 6~8 | 30~90 | 步行 3 000~4 000 步，目标 5 400~7 900 步，每周总计超过 150 分钟中等强度活动 |

注：RPE 为 Borg 主观疲劳感觉评分，总分 10 分。

3. 控制体重

肾性高血压患者的体重指数控制在 20~24 kg/m²。肥胖会造成肾脏血流增加、肾小球高滤过状态，增加 CKD 的患病风险，加速 CKD 进展。

4. 戒烟及限制饮酒

戒烟是各国高血压管理指南共同推荐的生活干预行为。研究发现限制饮酒与血压的下降显著相关，这一效应在大量饮酒人群中尤其显著。当平均酒精摄入量减少 67% 时，收缩压下降 3.31 mmHg，舒张压下降 2.04 mmHg。

**（二）慢性肾脏病患者合理选择降压药物**

1. 肾素 - 血管紧张素 - 醛固酮系统抑制剂（renin-angiotensin-aldosterone system inhibitor，RAASi）

对 CKD 伴有高血压、蛋白尿、合并 / 不合并糖尿病患者推荐起始使用 RAASi［血管紧张素转换酶抑制剂（angiotensin converting enzyme inhibitor，ACEI）或血管紧张素 Ⅱ 受体阻滞剂（angiotensin Ⅱ receptor blocke，ARB）］治疗。RAASi 应滴定至最大可耐受剂量，优选 ACEI，不耐受的情况下可选择 ARB。在 ACEI/ARB 起始治疗或增加剂量后 2~4 周内，应定期监测血压、血肌酐和血钾的变化。

2. 血管紧张素受体脑啡肽酶抑制剂（angiotensin receptor-neprilysin inhibitor，ARNI）

合并心力衰竭的 CKD 高血压患者，可使用 ARNI 控制血压。ARNI 用于治疗合并心力衰竭的 CKD 高血压的证据均来自沙库巴曲缬沙坦，其可降低心力衰竭患者的再住院率及心血管死亡风险。

**3. 钙通道阻滞剂（calcium channel blocker，CCB）**

CCB 主要分为二氢吡啶类 CCB、非二氢吡啶类 CCB。其中，二氢吡啶类 CCB 对平滑肌的作用强度大于心脏细胞，其降压疗效强；主要由肝脏排泄，不被血液透析所清除；尤其适用于有明显肾功能异常的高血压、单纯收缩期高血压、低肾素活性或低交感活性的高血压以及合并动脉粥样硬化的高血压患者。其不良反应有脚踝水肿、头晕、头痛、面色潮红及牙龈增生等。联合用药时，ACEI/ARB 联合 CCB 是 CKD 患者降压治疗的优化方案，应避免 ACEI/ARB 与直接肾素抑制剂（direct renin inhibitor，DRI）的联合使用。

**4. β 受体阻滞剂或 α/β 受体阻滞剂**

肾性高血压患者有交感神经亢进等，可优先使用 β 受体阻滞剂或 α/β 受体阻滞剂。高血压合理用药指南指出，阿罗洛尔对 CKD 高血压患者具有独特的应用价值，可全程用于任何分期的 CKD 合并高血压患者。

**5. 降压药物的联合应用**

目前常用的双药联合降压治疗方案包括：ACEI/ARB+ 二氢吡啶类 CCB 或 β 受体阻滞剂、ACEI/ARB+ 噻嗪类利尿剂、CCB+ 噻嗪类利尿剂。ACEI/ARB 与小剂量利尿剂联用可减轻高血容量患者的容量负荷；ACEI/ARB 与噻嗪类利尿剂联用可降低高血钾发生率。对于 eGFR ≥ 30 mL/（min·1.73 m$^2$）的患者（即 CKD G1—3 期），推荐使用噻嗪类利尿剂；当 eGFR < 30 mL/（min·1.73 m$^2$）时，推荐使用袢利尿剂。

**6. 单片复方制剂**

CKD 患者的高血压联合用药治疗时，建议使用单片复方制剂以增加血压控制达标率与药物治疗依从性。2019 年，世界卫生组织将双药单片复方制剂纳入基本药物目录，推荐将单片复方制剂起始治疗作为降压治疗最佳标准方案，且建议优先选择 ACEI+CCB 的单片复方制剂治疗方案。

## 八、护理要点

### （一）慢性肾脏病合并高血压的管理策略内容

（1）成立慢性肾脏病合并高血压管理小组，制订随访制度。

（2）所有慢性肾脏病合并高血压患者筛查入组，建立档案资料，评估患者 CKD 分期及进展风险，完善高血压相关并发症筛查。

（3）拟定个体化慢性肾脏病降压方案，坚持长期规范化随访，注重家庭血压监测和生活方式改善，评估疗效。

（4）系统化的患者教育，多样化的随访方式，如电话、短信、微信、上门服务，体检随访，门诊随访，社区工作站服务。

（5）建立完善的信息支持系统、完整的 CKD 合并高血压管理数据库，将患者随访资料及治疗方案信息化，完成信息交流和数据共享，建立完整的高血压管理档案记录。

（6）建立慢性肾脏病合并高血压管理的质量控制体系，建立管理小组微信群，随时进行信息交流、知识更新，同时小组定期进行总结，持续改进管理质量。

### （二）血压测量的护理

1. 血压值

血压值分为三类：诊室血压、家庭血压和动态血压。理想情况是以诊室血压作为高血压的筛检工具，以动态监测血压作为诊断依据，以家庭血压作后续随访治疗依据。

2. 血压的测量

2021 版改善全球肾脏病预后组织（Kidney Disease：Improving Global Outcomes，KDIGO）临床实践指南（简称"指南"）推荐的标准化诊室血压测量步骤如下：

（1）血压测量前患者准备。

①测量血压前排空膀胱，放松静坐至少 5 分钟，至少 30 分钟内避免喝咖啡、

运动和吸烟。

②患者静坐放松或测量血压时，避免交谈。

③绑袖带部位应除去衣物覆盖，充分暴露。

④患者取坐姿，手臂置于桌上，上臂中点与心脏同一水平，背靠椅背，双腿不交叉，双脚平放于地板上。

（2）采用正确的血压测量技术。

①推荐使用通过国际标准方案认证的上臂式医用电子血压计，或使用符合计量标准的水银柱血压计，使用期间定期校准，至少每年1次。

②常规使用标准规格的袖带（气囊长22~26 cm，宽12 cm），臂围较小者（< 24 cm），选择小规格袖带；肥胖者或臂围大者（> 32 cm）应换用大规格袖带；臂围> 42 cm者选用圆锥袖带。气囊应覆盖上臂的80%。

③袖带绑在患者上臂与右心房（胸骨中点）同一水平位置，袖带下端应位于肘窝上方2~3 cm，松紧适宜。

（3）读取测量值并记录平均值。间隔1~2分钟重复测量，取2次读数的平均值并记录。如果收缩压或舒张压的两次读数相差5 mmHg及以上，应再次测量，取3次读数的平均值并记录。

（4）其他注意事项。

①首诊时应测量并记录双上臂血压，此后以血压读数较高的一侧作为测量的上臂。

②老年人、糖尿病患者及出现体位性低血压的患者，应加测站立位血压。站立位血压在卧位改为站立位后1分钟和3分钟时进行测量。

③用听诊法测量血压时，采用触诊桡动脉脉搏消失的压力估计收缩压，将袖带快速充气、使气囊内压在桡动脉搏动消失后再升高30 mmHg，然后以2 mmHg/s速度缓慢放气，在放气过程中仔细听取柯氏音，分别记录听到首个柯氏音和所有柯氏音消失时的收缩压和舒张压，取最接近的偶数值。在测量血压同时，应测定脉率。

刘玉宏

# 第二节　肾性贫血

## 一、概述

肾性贫血（renal anemia）是指各种肾脏疾病导致的促红细胞生成素（erythropoietin，EPO）绝对或相对生成不足，以及尿毒症毒素影响红细胞生成及其寿命而发生的贫血。炎症、继发性甲状旁腺功能亢进、缺铁性贫血等病因可加重肾性贫血的进展。因此，肾性贫血既是肾脏疾病重要的并发症，也是常见的合并疾病。肾性贫血影响肾脏疾病患者的生活质量，增加肾脏疾病进展、终末期肾脏病、心血管事件及死亡的风险。

## 二、流行病学

基于中国流行病学数据，慢性肾脏病（chronic kidney disease，CKD）患者贫血患病率显著高于普通人群。2009 年上海市浦东新区进行的抽样调查中，3326 例 18 岁以上社区居民中贫血患病率为 1.7%，其中 532 例 CKD 患者的贫血患病率为 3.0%；非透析 CKD 患者总体贫血患病率为 28.5%~72.0%，并随着CKD 进展而增加，透析患者贫血患病率高达 91.6%~98.2%；887 例接受活体供肾移植的患者，肾移植 1、3、6、12 个月贫血患病率分别为 84.3%、39.5%、26.2% 和 21.6%。因此，中国 CKD 患者贫血的防治任务十分艰巨。

## 三、病因与发病机制

从红细胞代谢的角度分析，肾脏疾病导致贫血的病因与发病机制如下。

（1）红细胞生成减少：EPO 生成不足、EPO 活性降低、铁缺乏及代谢障碍、营养不良、甲状旁腺功能亢进、炎症状态、尿毒症毒素等。

（2）红细胞破坏增加：尿毒症毒素、甲状腺功能亢进、红细胞脆性增加等。

（3）红细胞丢失增加：透析失血、化验失血等。

## 四、临床表现

肾性贫血的程度与 CKD 患者 GFR 水平密切相关。当 GFR 低于 60 mL/min 时，发生贫血的风险明显增加。而在肾功能减退程度相同的情况下，肾小管间质病变患者的贫血重于肾小球疾病患者；CKD 合并糖尿病的患者比不伴有糖尿病者贫血出现更早，且程度更重；常染色体显性多囊肾病患者贫血程度相对较轻。

肾性贫血的临床表现包括疲乏、体力下降、心率加快、心排血量增加、左心室肥厚/扩张、认知功能降低以及生活质量低下等。由于肾性贫血常与 CKD 其他临床状况混杂，贫血的临床症状容易掩盖在"尿毒症"表现中，而很多患者的肾性贫血被纠正后，主观感受会得到明显改善。

## 五、辅助检查

全血细胞计数（包含网织红细胞计数）、血清铁蛋白（serum ferritin，SF）、转铁蛋白饱和度（transferrin saturation，TSAT）、网织红细胞平均血红蛋白量（reticulocyte hemoglobin content，CHr）、血清可溶性转铁蛋白（soluble transferrin receptor，sTfR）/铁蛋白对数（sTfR/log Ferritin）比值及血清/血浆 C 反应蛋白（C-reactive protein，CRP）、血清叶酸、维生素 $B_{12}$，必要时进行骨髓象检查。

## 六、诊断标准

《肾性贫血诊断与治疗中国专家共识（2018 年修订版）》提出贫血诊断标准：海平面水平地区，年龄 > 15 岁，男性血红蛋白（hemoglobin，Hb）< 130 g/L，成年非妊娠女性 Hb < 120 g/L，成年妊娠女性 Hb < 110 g/L，可诊断为贫血。在诊断 CKD 合并贫血时，需酌情考虑患者居住地海拔高度对 Hb 的影响。

## 七、治疗

### （一）肾性贫血治疗靶目标

1. 肾性贫血治疗的 Hb 靶目标

肾性贫血治疗的 Hb 靶目标为 Hb ≥ 110 g/L，但不超过 130 g/L。应依据患者年龄、透析方式、生理需求及并发症情况个体化调整 Hb 靶目标。存在脑卒中、冠心病、肿瘤等病史患者，应根据原发病情况调整红细胞生成刺激剂（erythropoiesis-stimulating agents，ESAs）或低氧诱导因子脯氨酰羟化酶抑制剂（hypoxia-inducible factor-prolyl hydroxylase inhibitors，HIF-PHIs）治疗的 Hb 靶目标。

2. 肾性贫血治疗的铁代谢指标的靶目标

肾性贫血治疗的铁代谢指标的靶目标为 SF > 100 μg/L 且 TSAT > 20%，或者 CHr > 29 pg/ 红细胞和（或）sTfR/log Ferritin 比值 ≤ 2。肾性贫血患者，应维持 SF 在 200~500 μg/L 之间，TSAT 在 20%~50% 之间。肾性贫血治疗期间，应密切监测 ESA、HIF-PHIs 及铁剂的不良反应，并给予及时治疗。

### （二）肾性贫血的治疗

1. ESAs 治疗

ESAs 可有效治疗肾性贫血，但治疗前应尽可能纠正铁缺乏或炎症状态等加重肾性贫血的危险因素。

（1）初始剂量及用量调整。

① ESAs 初始治疗 Hb 速度控制在每月 10~20 g/L；若每月 Hb 增长速度 > 20 g/L，应减少 ESAs 剂量的 25%~50%；若每月 Hb 增长速度 < 10 g/L，应将 ESAs 的剂量每次增加 20 U/kg，每周 3 次。

② Hb 达到 115 g/L 时，应将 ESAs 剂量减少 25%；Hb 升高且接近 130 g/L 时，应暂停 ESAs 治疗，并监测 Hb 变化；Hb 开始下降时应将 ESAs 剂量降低约 25% 后重新给药；Hb 达到目标值时，推荐减少 ESAs 剂量而不是停用 ESAs，除非出现明显的严重不良反应。

③非透析 CKD 和腹膜透析患者选择 ESAs 皮下注射给药，特殊情况下也可采用静脉注射给药；规律血液透析治疗患者选择 ESAs 静脉或皮下注射给药。

④疑似或诊断抗 EPO 抗体诱导的纯红细胞再生障碍性贫血（pure red cell aplastic anemia，PRCA）患者停止 ESAs 治疗。

⑤高剂量 ESAs 会增加心血管事件、死亡及肿瘤复发的风险。对于 Hb ≥ 90 g/L 且合并心力衰竭 CKD 患者，不建议使用 ESAs 治疗；既往存在恶性肿瘤病史或有活动性肿瘤的 CKD 患者，Hb 靶目标< 100 g/L。

（2）给药方式。

短效 ESAs（rHuEPO）的静脉给药与皮下给药相比，生物利用度更高；长效 ESAs（达依泊汀、CERA）皮下给药疗效与静脉给药相比疗效相当。采用预充式注射器注射使用方便并可减少污染。

①未透析 CKD 患者。建议非透析 CKD 患者采用皮下注射 ESAs。

②血液透析患者。建议规律血液透析治疗的患者静脉或皮下注射 ESAs。

③腹膜透析患者。建议腹膜透析患者采用皮下注射 ESAs，特殊情况下也可以选择静脉给药。

（3）EPO 治疗低反应性。

每周皮下注射 EPO > 300 U/kg，或每周静脉注射 EPO > 450 U/kg，Hb 无法达到靶目标值，将这种情况称为 EPO 治疗低反应性（或 EPO 抵抗）。ESAs 治疗反应低下最常见的原因是铁缺乏，其他还包括感染或炎症状态、慢性失血、甲状旁腺功能亢进、纤维性骨炎、恶性肿瘤、透析不充分、服用 ACEI/ARB 类药物、免疫抑制剂等。

（4）ESAs 的不良反应。

ESAs 治疗常见不良反应包括血压不稳或难以控制的高血压、非心源性胸痛、头痛、头晕、脑卒中、癫痫、咳嗽、呼吸困难、上呼吸道感染、肺炎、恶心、呕吐、腹泻、便秘背部疼痛、肢体疼痛、肌肉痉挛、血管通路血栓形成、脓毒血症、鼻咽炎、外周水肿等。

2. 铁剂治疗

纠正铁缺乏是肾性贫血关键治疗措施。若腹膜透析患者 SF < 100 μg/L

和（或）TSAT < 20%，或血液透析患者 SF < 200 μg/L 和（或）TSAT < 20%，则提示患者缺铁，且铁含量已不能满足成熟红细胞生成需求，应及时补充铁剂。

（1）铁剂的种类。

铁剂分为口服铁剂和静脉铁剂两大类。常用口服铁剂主要为二价铁（亚铁）盐，包括多糖铁复合物胶囊、琥珀酸亚铁、硫酸亚铁、乳酸亚铁、富马酸亚铁等；常用静脉铁剂包括蔗糖铁、右旋糖酐铁和葡萄糖酸铁。

（2）铁剂的治疗方案。

1）口服铁剂治疗。口服铁剂剂量为 150~200 mg/d（元素铁），治疗 1~3 个月后再次评价铁状态。如果 SF、TAST 等铁代谢指标以及 Hb 没有达到目标值（每周 ESAs 100~150 U/Kg 治疗）或口服铁剂不能耐受者，可改用静脉补铁治疗。

2）静脉铁剂治疗。①初始治疗阶段剂量：每月 800~1 000 mg，1 次或多次静脉滴注；若 SF < 500 μg/L 和 TAST < 30%，可重复治疗 1 个疗程。②维持治疗阶段：每 1~2 周 100 mg，原则上若 SF > 500 μg/L 则应暂停治疗。③青壮年血液透析贫血患者可选择铁剂静脉给药：每月 400 mg，但应控制 SF < 700 μg/L 且 TSAT < 40%。④老年血液透析患者采取限制性静脉铁剂治疗。⑤在每次血液透析结束后给予 40~50 mg 静脉铁剂，兼顾基线 Hb 水平，累计 13 次；或者给药频率为每周 1 次，连续 3 个月。⑥常用静脉铁剂包括蔗糖铁、右旋糖酐铁和葡萄糖酸铁。

（3）停止铁剂治疗的指征。

过度铁剂治疗可引起机体铁代谢不平衡甚至铁超载。满足以下任何一项铁超载标准应停止铁剂治疗：SF > 800 μg/L 和 TSAT > 50%；低色素红细胞百分比（HRC%）< 10% 和（或）CHr > 33 pg/ 红细胞或 sTfR < 1 000 μg/L。

3. HIF-PHIs 治疗

HIF-PHIs 针对透析（血液透析和腹膜透析）和非透析 CKD 患者均具有良好的纠正贫血的作用。

（1）肾性贫血的 HIF-PHIs 治疗方案。

①治疗时机。建议 HIF-PHIs 类药物治疗时机为 Hb < 100 g/L。

②起始剂量。建议透析患者为每次 100 mg（体重 < 60 kg）或 120 mg（体重 ≥ 60 kg），非透析患者为每次 70 mg（体重 < 60 kg）或 100 mg（体重 ≥ 60 kg），口服给药，每周 3 次。起始剂量个体化，需结合患者体重、既往使用 ESAs 剂量以及基础 Hb 值、铁代谢以及营养状态等多种因素，并以较小的剂量起始。

③剂量调整。建议起始治疗阶段每 2 周进行 1 次 Hb 检测；根据患者当前的 Hb 水平及过去 4 周内 Hb 的变化，每 4 周进行 1 次剂量阶梯调整。若在 2 周内患者的 Hb 增加值 > 20 g/L 且 Hb 值 > 90 g/L，则提早降低一个阶梯治疗。剂量阶梯包括 20 mg、40 mg、50 mg、70 mg、100 mg、120 mg、150 mg、200 mg；建议最大剂量为 2.5 mg/kg，剂量调整方法见表 3-2-1。

表 3-2-1　罗沙司他剂量阶梯调整方案

| 过去 4 周 Hb 变化（g/L） | 剂量调整时 Hb 水平（g/L） | | | |
| --- | --- | --- | --- | --- |
| | < 105 | 105~ < 120 | 120~ < 130 | ≥ 130 |
| 下降 > 10 | 增加 | 增加 | 无变化 | 暂停给药，监测 Hb；当 Hb < 120 g/L，降低一个阶梯剂量，恢复给药 |
| 变化 –10~10 | 增加 | 无变化 | 降低 | |
| 增加 > 10 | 无变化 | 降低 | 降低 | |

④ HIF-PHIs 的治疗 Hb 靶目标。

目前建议 HIF-PHIs 治疗肾性贫血的 Hb 靶目标参考 ESAs，维持 Hb ≥ 110 g/L，但不超过 130 g/L。

（2）HIF-PHI 在特殊人群中的应用。

① 65 岁以上老年患者无须调整起始剂量。

② 18 岁以下患儿中使用罗沙司他的安全性和有效性尚未确立。

③轻度或中度肝功能损害患者无须调整起始剂量；对于严重肝功能损害患者，罗沙司他的安全性与有效性目前尚无使用经验。

④孕妇与哺乳期女性禁用罗沙司他。

（3）HIF-PHI 治疗的不良反应及处理。

血压异常和高钾血症为中国 CKD 患者在罗沙司他的 Ⅲ 期临床试验中时有

发生。在罗沙司他治疗期间，非透析患者高血压发生率为 6.0%，透析患者高血压发生率为 12.3%；透析患者低血压发生率为 4.9%；高钾血症发生率，非透析患者为 16.0%（安慰剂对照组为 8.0%），透析患者为 7.4%（阿法依泊汀组为 1.0%）。

## 八、护理要点

### （一）口服铁剂的应用与指导

医护人员应向患者说明服用铁剂的目的，并给予必要的指导。

（1）口服铁剂常见的不良反应有恶心、呕吐、胃部不适等胃肠道反应，严重者可致患者难以耐受而被迫停药。因此，为预防或减轻胃肠道反应，可建议患者饭后或餐中服用铁剂，反应过于强烈者宜减少剂量或从小剂量开始。

（2）应告知患者注意避免铁剂与牛奶、茶、咖啡同服，避免同时服用抗酸药（碳酸钙和硫酸镁）以及 $H_2$ 受体拮抗药；可服用维生素 C、乳酸或稀盐酸等酸性药物，以促进铁的吸收。

（3）口服液体铁剂时须使用吸管，避免染黑牙。

（4）应告知患者在服用铁剂期间，由于铁与肠内硫化氢作用而生成黑色的硫化铁，粪便会呈黑色，停药后即可好转，消除患者的顾虑。

（5）强调要按剂量、按疗程服药，定期复查相关实验室检查，以保证有效治疗、补足储存铁。

### （二）静脉铁剂的应用及指导

#### 1. 过敏反应

任何静脉铁剂都可能出现危及生命的超敏反应。在首次静脉铁剂治疗时，输注的前 60 分钟应对患者进行生命体征监护，同时需配备必要的急救药品。存在全身活动性感染的 CKD 贫血患者，应避免静脉铁剂治疗。

迄今为止，尚无有效方法来预测超敏反应。一旦出现过敏反应，视过敏反应的轻重程度决定处理措施。2019 年 KDIGO 肾性贫血指南建议，轻度过敏反应患者，可停用一段时间后（通常至少 15 分钟），在适当监测下尝试给予其他剂型的静脉铁剂治疗。再次给予静脉铁剂治疗时输液速度应减慢，若减慢输注过敏症状再现，必须停止输注并使用糖皮质激素及补液治疗。重度过敏反应患者，必须立即停止输注；使用肾上腺素 0.5 mg 肌内注射或 0.1 mg 静脉注射，同时使用糖皮质激素；如出现气道水肿痉挛引起呼吸困难或哮喘症状，可同时给予雾化吸入 $\beta_2$ 受体兴奋剂、补液及面罩吸氧，严重者气管插管。上述处理后仍无好转需及时转入重症监护病房。

2. 轻微输液反应

轻微输液反应一般表现为皮肤潮红、轻度胸部不适、头晕、恶心、瘙痒等。偶尔也会有无症状性低血压。部分患者会出现肌痛或者关节痛（Fishbane 反应），但通常为自限性，不需要抗组胺或者肾上腺素治疗。如果上述症状在暂停输注或减慢输注速度后得到缓解，即可判定为轻微输液反应，一般不需中止治疗。

3. 低血压反应

输注铁剂可出现低血压反应，这可能与输注过快、预防性使用抗组胺药如苯海拉明有关，通常无须特殊处理。

4. 静脉铁剂外渗导致的局部皮肤反应

铁剂渗漏至输液处局部组织可引起疼痛、炎症反应、局部褐色变，严重时发生组织坏死。

## （三）病情观察

了解患者治疗的依从性，观察治疗效果及药物的不良反应，要关注患者的自觉症状，特别是原发病及贫血的症状和体征；饮食疗法与药物应用的状况；红细胞计数及血红蛋白浓度、网织红细胞计数；铁代谢的有关实验指标的变化等。

刘冬梅

# 第三节 肾性骨病

## 一、概述

慢性肾衰竭引起的骨病变称为肾性骨病或肾性骨营养不良。肾性骨病（renal osteopathy），泛指继发于肾脏疾病的代谢性骨病，如纤维性骨炎、骨质疏松、骨软化、无力型骨病、骨硬化、混合型肾性骨病、骨淀粉样变等。早期肾性骨病患者无症状，尤其是慢性肾衰竭早期患者没有任何症状，但此时可存在钙磷代谢紊乱，其中 10% 的慢性肾衰竭患者在透析前出现骨病症状，应用放射线和骨组织活检有 35% 和 90% 的患者可发现骨骼异常。根据组织形态学变化和骨动力状态的不同，肾性骨病分为 3 种类型：①高转化型骨病（甲状旁腺功能亢进性骨病，简称"甲旁亢"）；②低转化型骨病（骨软化和骨再生不良）；③混合型骨病。

## 二、流行病学

各种肾性骨病的发病率不同，主要与年龄、种族、原发病种类、肾衰竭程度、遗传、治疗等因素有关。肾性骨病的发病率亦因各研究中心检测的差异和地域差异而不同。慢性肾脏病（chronic kidney disease，CKD）早期时，出现骨转化异常，因此在 CKD G3—4 期开始治疗是很有必要的（儿童应更早进行治疗），而不是直到患者进展到透析时才开始治疗。近期肾性骨病的流行病学研究发现，有一些并未常规考虑的因素影响肾性骨病的发病，包括性别、肾病的类型、肾病是否为慢性、先前糖皮质激素和免疫抑制药等治疗的效果、儿童重组生长激素的使用、营养作用和营养不良对骨骼的影响、绝经，以及血液透析和腹膜透析的差异性等。此外，纳入研究患者的地域差异也可能是需要考虑的一个因素。这些因素均有可能引起骨转化和骨强度的异常。

### 三、病因与发病机制

肾性骨病的发生机制主要与下列因素有关。

#### （一）钙磷代谢调节障碍

慢性肾衰竭早期钙磷代谢调节出现障碍，血钙减少，尿磷排出减少，血磷升高，引起甲状旁腺增生，甲状旁腺激素（parathyroid hormone，PTH）分泌增加。PTH作用于骨骼使其释放$Ca^{2+}$，代偿性调节血钙水平。随肾衰进一步发展，此代偿能力下降，高血磷、低血钙、高PTH水平使骨钙进一步释放，最终导致纤维性骨炎。

#### （二）甲状旁腺机能亢进

慢性肾衰竭早期即出现甲状旁腺增生及血PTH水平增高，且其程度与肾功能衰竭严重程度相关。这种继发性甲状旁腺机能亢进会引起一系列骨内、骨外病变。

#### （三）维生素D代谢障碍

慢性肾衰竭时，皮质肾小管细胞内磷水平明显上升，抑制1，25-二羟基维生素$D_3$〔1，25（OH）$_2D_3$〕合成，进而导致其促进骨矿沉积与肠钙吸收作用减弱。具体而言，持续性低钙血症及腹膜透析患者维生素D水平下降均导致骨矿沉积减少，引起骨软化症。同时，肠钙吸收能力减弱，血钙下降，继发甲状旁腺机能亢进，引起纤维性骨炎。

#### （四）铝中毒

铝在骨前质与矿化骨之间沉积，与骨胶原蛋白交联，破坏骨重建的感应效能，减少破骨细胞与成骨细胞数目，降低酸性磷酸酶和碱性磷酸酶活性，抑制骨形成与骨矿化水平。

#### （五）代谢性酸中毒

慢性肾脏病患者易出现代谢性酸中毒。代谢性酸中毒可直接刺激骨钙释放，增加PTH对骨钙的敏感性；可促进骨盐溶解，使更多的磷释放到细胞外液；

可抑制肠道对钙、磷的吸收，干扰 1，25（OH）$_2$D$_3$ 的合成，抑制骨对 PTH 的抵抗作用；还可抑制成骨细胞功能，增强破骨细胞活动，使骨吸收增加，促进低转换型肾性骨病的发生。

## 四、临床表现

慢性肾衰竭早期，肾性骨病无明显症状，随着肾功能的减退加重，临床症状和体征发展较缓慢和隐匿，直到尿毒症期才会出现症状，除骨骼严重损害外，常因钙磷代谢和甲状旁腺功能紊乱引起皮肤瘙痒、贫血、神经系统及心血管系统等组织器官的损害。

### 1. 顽固的皮肤瘙痒

皮肤瘙痒在慢性肾衰竭晚期常见，充分透析可缓解。但部分患者的瘙痒极其顽固，无特效的治疗方法。顽固的皮肤瘙痒可影响患者的情绪、睡眠和正常生活。

### 2. 自发性肌腱断裂

严重的继发性甲旁亢是造成自发性肌腱断裂的主要原因。继发性甲旁亢、活性维生素 D 缺乏、酸中毒等因素会造成胶原合成异常，可引起肌腱弹性组织变性，在某些重力情况下（如行走、下楼梯或跌倒时）发生四头肌、三头肌、跟腱、手指伸肌腱等的断裂。

### 3. 骨痛与骨折

骨痛呈持续性或发作性，进行性发展，位置不固定，可累及全身或局限于某一处。疼痛部位多见于腰背部、髋部、膝关节、踝关节和腿部，程度不一，在负重、压力或运动时加重。骨软化症患者的疼痛更明显，且疼痛有时会突然发作并局限于膝或踝部，这往往提示急性肌腱炎、关节炎或骨膜炎。低转化型肾性骨病患者易发生骨折，多发生在肋骨。

### 4. 骨畸形

骨畸形常见于严重骨软化者，可见腰脊柱侧凸、胸脊柱后凸、胸廓畸形，严重者可出现椎体压缩性骨折、身高降低。常见骨畸形表现为负重长骨（胫骨、股骨）变形呈弓形或跛行。骨畸形还可表现为鸡胸、驼背、O形腿等。

### 5. 生长迟缓

慢性肾衰竭终末期儿童可因营养不良，维生素D缺乏，代谢性酸中毒及骨病等因素导致生长迟缓。

### 6. 皮肤溃疡和组织坏死

少数晚期慢性肾衰竭患者可见这一不常见的综合征，表现为指、趾、小腿部等皮肤溃疡。这些患者通常有血管钙化，累及动脉中层使局部溃疡和坏死甚至可累及肌肉，同时常有骨膜下骨吸收。血钙仍正常但血磷升高。若合并感染可致败血症危及生命。局部治疗措施往往无效。大多数患者随着甲状旁腺次全切除，病情得以缓解。

### 7. 转移性血管钙化和全身迁徙性钙质沉着症

当肾性骨病患者的PTH升高，合并血钙、血磷升高，且钙磷乘积高于 $70 \, mg^2/dL^2$ 时，即可出现骨骼以外组织的全身迁徙性钙化，如动脉血管壁、眼睛、内脏器官、关节周围皮肤等的钙化，进而出现钙化防御和红眼综合征等。

### 8. 关节炎或关节周围炎

关节炎或关节周围炎表现为单个或多个关节红、肿、热、痛及僵硬等急性炎症症状，常见于肩、腕、膝和指间关节。在高磷血症时，羟磷灰石结晶沉积在关节腔或关节周围，进而引发关节炎症。

### 9. 肌病和肌无力

肌无力常见于近端骨骼肌，以下肢症状尤为明显，病情缓慢进展，严重者不能抬起上肢。

## 五、辅助检查

### （一）X线检查和同位素骨扫描

甲旁亢骨病患者的典型X线表现是锁骨远端和指骨骨膜下侵蚀。而假性骨折即Looser带或Mikman征是软骨病特征性的X线征象，常见于骨盆和肋骨。

X 线能有效发现转移性钙化。现一般认为同位素 99 mTc 标记的亚甲基二磷酸盐（99 mTc-MDP）全身骨显像对肾性骨病的诊断和分型很有帮助，在骨量增多时同位素吸收增多。

### （二）血生化

1. 血钙

晚期肾衰患者血钙浓度降低，透析治疗能使血钙恢复正常或接近正常。在甲旁亢骨病和混合型骨病的患者中血钙浓度低于正常值，而在低转化骨病患者中则正常或较正常偏高。

2. 血磷

晚期肾衰患者血磷升高，透析治疗能一定程度地纠正高磷血症。特别地，软骨病患者的血磷浓度较低。

3. 血碱性磷酸酶（AKP）

血 AKP 一般能反映甲旁亢严重程度。

4. 血清骨钙素和血浆羟脯氨酸

血清骨钙素能反映成骨细胞的活性，血浆羟脯氨酸与骨吸收的组织学指标密切相关，二者均能反映骨转化的程度。

5. 血 1，25（OH）$_2$D$_3$

肾衰时血 1，25（OH）$_2$D$_3$ 浓度下降，下降程度与肾衰程度平行。

## 六、诊断

慢性肾衰患者的肾性骨病发病率很高，但其早期诊断不易。慢性肾衰病史、临床症状及体征、血生化检查、X 线表现、同位素骨扫描和骨矿质密度测定有助于诊断。

### （一）骨 X 线表现和骨密度测定

骨 X 线检查是诊断肾性骨病的经典方法之一。骨 X 线可以发现继发性甲旁亢所致的骨膜下吸收、骨质疏松、病理性骨折、佝偻病和骨软化等影像学表现，以及继发性甲旁亢或 $\beta_2$ 微球蛋白淀粉样变所致的骨囊性病变。

### （二）骨活检和组织形态学检查

骨活检和组织形态学检查不仅能对肾性骨损害做出早期诊断，还能进行分型。因此骨活检被认为是诊断和研究肾性骨病重要的基本方法之一。

### （三）核医学检查

利用 99mTc-MDP 对肾性骨病患者进行骨显像，可发现骨折、假性骨折等局部骨损害，并可对高转运型骨病所致纤维性骨炎和低转运型的骨病所致骨软化进行鉴别诊断。在骨显像中，铝中毒所致肾性骨病表现为骨组织放射性低浓聚，且软组织高浓聚的特点。因此，采用核医学骨显像这一非创伤性检查，对于肾性骨病的诊断和分型具有重要价值。

## 七、治疗

肾性骨病治疗的主要目标是针对钙、磷、PTH、维生素 D 的代谢紊乱问题，如高 PTH 水平、低血钙、高血磷、血 1, 25（OH）$_2$D$_3$ 降低等。

### （一）肾性骨病治疗的主要目标

（1）尽量维持血钙、血磷的正常水平，减少由钙磷乘积升高引起的心血管事件的发生率。

（2）防止和纠正甲状旁腺功能亢进、甲状旁腺增生，控制血 PTH 水平。预防并逆转转移性钙化。

（3）纠正 1, 25（OH）$_2$D$_3$ 的缺乏。

（4）防止铝和其他毒物在骨底沉积。

（5）促进儿童的生长发育。

（6）纠正代谢性酸中毒。

（7）延缓肾性骨病的产生或发展。

（8）降低肾性骨病的严重性，维持骨代谢，预防软组织和血管钙化的发生。

### （二）肾性骨病的主要治疗策略

肾性骨病的治疗需要针对患者肾性骨营养不良的病理生理的多个环节进行个体化治疗。

1. 控制血磷

包括饮食控制与药物治疗。

（1）饮食控制。肾性骨病患者应限制饮食中磷的摄入，每天饮食中磷限制在 800~1 000 mg 之间。

（2）药物治疗。主要是应用磷结合剂减少肠道对磷的吸收。主要的磷结合剂如下：

①含钙或铝的磷结合剂。如碳酸钙元素钙为 40%、醋酸钙为 23%、枸橼酸钙为 21%、乳酸钙为 12%、葡萄糖酸钙为 9%，其中碳酸钙含钙量最多，且便宜、无味，应用较广泛，一般剂量为 4~8 g/d，最高可达 10~12 g/d。为了能有效结合磷，含钙的磷结合剂最好在进餐时服用，并且口服时与碱性药物（如小苏打）间隔 30 分钟，以免影响钙的吸收。

②不含钙、铝的磷结合剂。如碳酸镧、烟酸戊四醇酯等。

2. 调节血钙

补充钙剂或活性维生素 D 制剂及其类似物，以维持血钙正常水平。活性维生素 D 是治疗肾性骨病的重要药物。它能促进小肠对钙的吸收，升高血钙，反馈性抑制 PTH 分泌，减少 PTH 水平，同时在骨组织中促进骨基质形成、类骨质矿化，改善机体骨代谢。

3. 钙受体激动剂

钙受体激动剂属苯烷基胺类化合物，能增强甲状旁腺细胞膜上钙受体对细胞外钙的敏感度，使细胞外钙离子内流，并动员细胞内钙离子，迅速提高细胞内钙离子浓度，并迅速降低 PTH 水平。与活性维生素 D 联用，钙受体激动剂可抑制 PTH 分泌。使用时需定期监测血钙水平，适用于伴高钙血症的高转化型肾性骨病。

4. 血液净化

通过血液透析每次可清除 800 mg 磷，腹膜透析每天能移除 300 mg 磷。普通血液透析，主要通过弥散作用清除小分子毒素，对 PTH 清除效果较差。高通血液透析与血液透析滤过由于加大滤过膜孔径、加强对流作用，从而增加 PTH 清除量。血液灌流联合高通血液透析可高效清除 PTH，从而降低肾性骨病发生。

5. 甲状旁腺切除术

甲状旁腺切除术包括甲状旁腺完全切除、次全切除和自体移植等，是治疗肾性骨病继发性甲状旁腺机能亢进安全有效的治疗方法。可有效抑制 PTH，降低其他并发症的发生。

6. 1，25（OH）$_2$D$_3$ 的应用

1，25（OH）$_2$D$_3$ 的相对或绝对不足均是肾性肾病和继发甲状旁腺机能亢进的原因，补充 1，25（OH）$_2$D$_3$ 可纠正钙磷代谢失调和肾性骨病。1，25（OH）$_2$D$_3$ 的应用有两种：

（1）小剂量疗法。口服 0.25 μg，每天 1 次，适用于轻型骨病或 1，25（OH）$_2$D$_3$ 的绝对不足。

（2）大剂量冲击疗法。口服 2 μg，每周 3 次，适用于重型纤维性骨炎患者的 1，25（OH）$_2$D$_3$ 的相对不足。

## 八、护理

### （一）心理护理

骨矿物质代谢受机体的精神 - 内分泌因素影响，良好的精神状态是精神 - 内分泌功能平衡的保证。因此，要使患者心情愉快，对战胜疾病充满信心。同时向患者宣传肾病常识，认识肾性肾病的危害性，使患者积极配合治疗。

### （二）饮食护理

高钙、低磷、低蛋白饮食是纠正肾性肾病患者的钙、磷代谢紊乱和继发性甲状旁腺机能亢进的有效措施。应摄入含钙量较高的食物，如牛奶、绿叶蔬菜、芝麻酱等天然植物，此类食物易被人体吸收。同时，应限制摄入动物内脏和低

蛋白饮食，以控制磷的摄入。文献报告称，低蛋白饮食、焯水加工，可使食物中含磷减少50%。此外，碳酸钙、醋酸钙等碱性钙盐能有效减少磷在胃肠的吸收。

### （三）药物护理

钙剂最好在进餐时用，能有效地结合磷，口服时与碱性药物（如小苏打）间隔30分钟，以免影响钙的吸收。

### （四）户外活动

1. 增加紫外线照射，促进维生素 $D_3$ 生成

晒太阳可使皮肤中的7-脱氢胆固醇经紫外线照射而变成维生素D。肾性骨病患者应每天户外活动2~3小时。冬季要注意保暖，夏季阳光太强可在树荫下活动，应使较多的皮肤暴露于阳光之下。居室内应使光线充足，常开窗户。

2. 增加骨密度

大量资料表明，长期卧床，运动减少的患者，其骨骼释放钙离子增加，尿中排钙离子亦增加。维特（Wait）等认为，骨矿含量与骨压电位成正比，适当活动可增加骨密度。

3. 户外活动

户外空气新鲜、细菌少，可减少感染机会。常见活动方式有做操、打拳、气功、散步等。

刘玉宏

# 第四节　慢性肾脏病相关瘙痒

## 一、概述

慢性肾脏病相关性瘙痒（chronic kidney disease associated pruritus，CKDaP）也称为"尿毒症性瘙痒"（uraemic pruritus），在晚期和终末期肾衰患者中仍是一个常见且令人痛苦的问题。不同尿毒症患者以及同一尿毒症患者的不同时期，皮肤瘙痒严重程度不尽一致，轻者间歇性发作，每次持续若干分钟；重者持续时间较长，甚至可持续整日。有研究显示皮肤瘙痒发生率与患者年龄、透析方式、皮肤干燥程度、血浆白蛋白水平、尿素氮水平、血磷水平等因素有关。男性、尿素氮及血磷水平高者的皮肤瘙痒更严重；血液透析患者较腹膜透析患者的皮肤瘙痒更常见；儿童患者发病率显著低于成人，且瘙痒程度相对较轻。

## 二、流行病学

虽然在透析治疗开始时慢性肾脏病相关性瘙痒是一个非常常见的问题，但其发病率在过去的 20 年中似乎有所下降。在 19 世纪 70 年代初，杨（Young）等报道慢性肾脏病相关性瘙痒发病率约为 85%。然而，这一数字在 20 世纪 80 年代后期降至 50%~60%。在德国的透析患者中瘙痒发病率只有 22%。近几年相关研究显示慢性肾脏病相关瘙痒发病率有增高趋势。杜克（Duque）等研究发现 58% 的年轻血透患者出现慢性肾脏病相关瘙痒；成田（Narita）等同样发现近 70% 血透患者有慢性肾脏病相关瘙痒，此外，他们的研究还发现慢性肾脏病相关瘙痒可能是全因死亡率的一个独立危险因素。有报道显示维持性血液透析患者，皮肤瘙痒发病率高达 86%。CKD G3 期患者皮肤瘙痒发病率为 18%，G4 期为 26%，G5 期为 42%。也有报道显示患者透析前皮肤瘙痒的发病率约 36%，而透析后瘙痒发病率可高达 60%~90%。

## 三、病因及发病机制

关于慢性肾脏病相关性瘙痒的发病机制目前尚不明确，国内外学者对此做了较多研究，主要包含以下几个方面。

### （一）皮肤干燥

维持性透析患者，由于皮脂腺、汗腺萎缩，角质层 pH 值升高，表皮中维生素 A 浓度升高等，可出现皮肤干燥。皮肤干燥程度与瘙痒的发生率及严重程度密切相关。

### （二）免疫炎症

有学者认为，尿毒症瘙痒是一种系统性炎症反应，而非局部皮肤疾病。相关研究显示，有瘙痒症状的透析患者，其免疫系统中多种炎症因子的表达均明显高于无瘙痒症状的患者。同时，户外紫外线照射疗法对于缓解此类瘙痒具有全身效应，而户外紫外线照射本身可调节 T 细胞免疫，因此也间接证实了慢性肾脏病相关性瘙痒可与免疫紊乱相关。

### （三）阿片类物质

阿片类物质是一类中枢神经系统的神经递质，这类物质的变化可能涉及瘙痒的机制。有学者研究发现，在慢性肾脏病相关性瘙痒患者中，接受阿片受体阻滞药治疗后，其瘙痒在不同程度上有所缓解。这就说明，阿片类物质在瘙痒发生中可能起关键的作用。

### （四）其他

有研究发现，伴有甲状旁腺功能亢进的患者其瘙痒程度往往更加严重，而当切除甲状旁腺后，瘙痒会缓解或消失。然而，这一观点在其后的研究中并未得以证实。也有学者认为增殖的肥大细胞释放的组胺在本病的发生过程中不容忽视。此外，血清钙、磷水平的升高及其在皮肤中的沉积，似乎也在一定程度上诱发了瘙痒。

## 四、临床表现

主要表现为周身皮肤瘙痒，常见的部位依次为背部、下肢、胸部、上肢、头颈，其中背部尤其严重，一般为阵发性，夜间加重。患者因皮肤瘙痒，喜好搔抓，容易出现表皮脱落、反复感染、皮肤肥厚、苔藓样变、结节样痒疹和柯布化（创伤线上出现皮肤病变）、化脓感染等继发性损害。

## 五、治疗

慢性肾脏病相关瘙痒的治疗选择甚少。最重要的治疗方法归纳如下。

### （一）局部药物治疗

**1. 皮肤润滑剂**

皮肤润滑剂可提高角质层水合作用，防止水分蒸发，改善皮肤干燥，进而减轻瘙痒症状。

**2. 辣椒碱乳膏**

辣椒碱乳膏可通过有效减少皮肤表面 C 型神经末梢 P 物质的分泌而减轻瘙痒症状。

**3. 他克莫司软膏**

他克莫司软膏可通过阻止 Th1 型淋巴细胞的分化而抑制 IL-2 的产生。库佩斯（Kuypers）等对 25 例血液透析患者进行持续 6 周的他克莫司软膏涂抹后发现，瘙痒症状有明显减轻，并且无严重不良反应。

**4. 丙吗卡因洗液**

研究报道 1% 丙美卡因洗液可明显减轻尿毒症患者的瘙痒症状。

### （二）系统药物治疗

CKD 合并皮肤瘙痒的系统用药包括加巴喷丁、阿片受体拮抗剂、5-HT$_3$ 受体拮抗剂、抗组胺药、活性炭、沙利度胺等。建议先用口服抗组胺类药物（疗效尚不确切，因其具有镇静作用，老年、衰弱的患者需谨慎应用）；难治性病例，使用二线药物：加巴喷丁（其疗效已被证实），在每次透析后口服 100 mg，根据疗效和副作用进行药物调整；eGFR < 5 mL/（min·1.73 m$^2$）的未透析患者应隔天夜间口服 100 mg，然后酌情考虑加用其他措施，包括普瑞巴林、κ 阿片受体激动剂、辣椒素软膏、舍曲林、多塞平、亚麻酸、针灸等。

### （三）光疗

窄谱中波紫外线（NB-UVB）照射一直被认为是缓解皮肤瘙痒的有效方法，

对尿毒症皮肤瘙痒的治疗有一定效果，可每周 3 次照射，对减轻皮肤瘙痒有效。

### （四）外科手术治疗

甲状旁腺激素与瘙痒存在一定相关性，甲状旁腺切除术后的血液透析患者，瘙痒症状会明显减轻。此外，至今未发现肾移植的患者出现瘙痒，因此肾移植是治疗尿毒症性瘙痒的有效方法。

### （五）中药药浴

中药热水洗浴，可利用药物、水的温度和沐浴以清洁皮肤，促使汗腺活动增加，汗液分泌增多，增多的汗液冲刷带走了积蓄在皮肤的尿毒素和钙磷沉积物。因此，中药药浴疗法可以取得其他疗法所不能比拟的止痒作用。常用药物有红花、赤芍、白鲜皮、苦参、土茯苓、艾叶、野菊、附片、麻黄、桂枝等。

### （六）针刺疗法

针刺曲池穴或其他同侧 2 cm 的非穴位处，每周 3 次，持续 1 个月，可以减轻瘙痒。

### （七）其他

改善透析方式，高效率、高通量的透析能更好地清除毒素，减轻瘙痒的程度。增加透析的频率和次数也有助于缓解瘙痒。降低透析液中镁的浓度至 0.2 mmol/L，可使患者血钙浓度下降，减轻瘙痒症状。透析时改用低温（35~36 ℃）透析液也可减轻瘙痒症状。

## 六、护理

### （一）生活起居护理

CKD 患者应保证休息，根据身体情况安排工作及活动。每天睡眠保证在 7~9 小时，避免过度劳累。此外，要树立良好心态，正确对待疾病及治疗，这对于提高患者的生活质量极为关键。

### （二）皮肤护理

CKD 患者，尤其是接受透析治疗后，皮肤极易干燥，因此要注意皮肤保湿，降低洗澡频率，减少香皂、肥皂等碱性较强的洗涤产品。同时，也要勤换衣物，保持皮肤清洁。水肿患者最好穿宽大、柔软棉质衣物，切忌搔抓。若患者抵抗力低下，搔抓过度，可能引起局部皮肤感染。此外，如果皮肤出现持续严重瘙痒，要及时到医院就诊，不能乱用外用及口服药物。

### （三）饮食护理

避免食用含磷高的食物和辛辣刺激性食物，如动物内脏、坚果、辣椒等。

### （四）去除过敏原

采取各种措施避免和减少患者因过敏而引起的瘙痒。对酒精、碘伏过敏者，可改用其他消毒剂消毒；对胶布过敏者，改用不易过敏材质的胶布；对穿刺针柄过敏者，在针柄下垫纱布或棉球，使针柄不直接接触皮肤。使用透析膜生物相容性好的透析器，理想的膜材料应具有良好的生物相容性，不易激活补体和促进凝血。一次性透析器引起过敏反应的概率比复用透析器大。充分管路预冲的方法可减少使用一次性透析器引起的过敏反应。5% 葡萄糖氯化钠预冲液的生物相容性比生理盐水高，能有效减轻瘙痒。

### （五）中药药浴的护理

（1）低血压、心功能衰竭、心脑缺血性疾病、有效循环血容量不足、急性或活动性出血、急性感染等为中药药浴的禁忌证或相对禁忌证。

（2）中药药浴需在特定的浴室中进行，要求室内通风、保暖、防滑，配有加热及水温控制系统，并备有氧气和抢救药品。

（3）首次中药药浴前应进行语言和感情交流，给予安慰、鼓励，同时告知中药药浴的原理、操作过程、可能发生的反应，并嘱患者及时告知不适反应。

（4）严密监测心率、血压等生命体征，密切观察病情变化。

（5）适时调节药浴水温，可从 38 ℃开始逐渐上调，使患者逐渐适应，若遇不适反应，在对症处理的同时，可将水温下调 1~2 ℃。

（6）掌握出汗的程度，出汗过多应适量饮盐开水，以防虚脱。

（7）中药药浴结束后，多有疲乏的感觉，应常规嘱患者平卧休息。

刘玉宏

# 参考文献

［1］潘之，张玉琴，朱玲桂．慢性肾脏病相关瘙痒临床管理的研究进展［J］．临床皮肤科杂志，2022，51（7）：445-448.

［2］董建华．慢性肾脏病相关性瘙痒［J］．肾脏病与透析肾移植杂志，2022，31（2）：180-184.

［3］高天士，王圣治．慢性肾脏病相关性瘙痒症的中西医治疗研究进展［J］．山西中医药大学学报，2023，24（3）：349-354.

［4］汤晓静，梅长林．血液透析患者瘙痒症的发病机制及药物治疗进展［J］．中华肾脏病杂志，2024，40（1）：61-66.

［5］施雯，刘玉秋，张留平，等．维持性血液透析患者瘙痒症的流行病学调查［J］．肾脏病与透析肾移植杂志，2023，32（3）：220-225.

［6］王少清，汪力．慢性肾脏病管理理论与实践［M］．四川：四川大学出版社，2021.

［7］曹艳，张安平．老年瘙痒症病理机制研究进展［J］．中华老年医学杂志，2022，41（2）：240-243.

［8］王文菊．慢性肾衰患者皮肤瘙痒的临床研究［D］．兰州：兰州大学，2013.

［9］曾玲玲，胡章学．透析患者皮肤瘙痒的药物治疗［J］．肾脏病与透析肾移植杂志，2017，26（3）：277-281.

［10］劳伦特．瘙痒［M］．刘玮，主译．北京：人民卫生出版社，2022.

［11］ABE M，OKADA K，SOMA M. Mineral metabolic abnormalities and mortality in dialysis patients［J］．Nutrients，2013，5（3）：1002-1023.

［12］VERVLOET M G，MASSY Z A，BRANDENBURG V M，et al. Bone：a new endocrine organ at the heart of chronic kidney disease and mineral and bone disorders ［J］．Lancet Diabetes Endocrinol，2014，2（5）：427-436.

［13］程海涛，张晓暄，李银辉．肾性骨病发病机制研究及进展［J］．中国骨质疏松杂志，2020，26（10）：1550-1554.

［14］方佳，崔曼丽，周瑶，等．肾性骨病的临床与实验研究进展［J］．云南中医学

院学报，2022，45（6）：93-97.

［15］陶玲玲，樊梅荣，魏建梅.疼痛护理干预对血液透析伴肾性骨病病人生活质量的影响［J］.中国疼痛医学杂志，2022，28（4）：311-313，316.

［16］克里斯蒂娜·V.奥莱森.骨质疏松症健康实践指南［M］.宋纯理、刘楠，主译.济南：山东科学技术出版社，2022.

［17］张萌萌，张秀珍，邓伟民，等.骨代谢生化指标临床应用专家共识（2019）［J］.中国骨质疏松杂志，2019，25（10）：1357-1372.

［18］刘金鑫，张岩.肾性骨病动物模型的研究进展［J］.中国骨质疏松杂志，2015，21（9）：1138-1142.

［19］雷清凤，何勇.西那卡塞治疗维持性血液透析患者伴继发性甲旁亢并高钙血症25例［J］.长江大学学报（自然科学版），2017，14（24）：11-13，39.

［20］中国高血压防治指南修订委员会，高血压联盟（中国），中华医学会心血管病学分会，等.中国高血压防治指南（2018年修订版）［J］.中国心血管杂志，2019，24（1）：24-56.

［21］中国医师协会康复医师分会肾康复专业委员会.我国成人慢性肾脏病患者运动康复的专家共识［J］.中华肾脏病杂志，2019，（7）：537-543.

［22］郑颖.中国慢性肾脏病住院患者临床特征及高血压现状研究［D］.北京：解放军总医院，2012.

［23］郑颖，蔡广研，陈香美.《ISH2020全球高血压实践指南》对我国肾性高血压管理的启示［J］.中华医学杂志，2020，100（42）：3281-3284.

［24］《中国高血压防治指南》修订委员会.中国高血压防治指南2018年修订版［J］.心脑血管病防治，2019，19（1）：1-44.

［25］陈香美.肾脏病学高级教程［M］.北京：中华医学电子影像出版社，2022.

［26］HUANG Z，SONG T，FU L，et al. Post-renal transplantation anemia at 12 months：prevalence，risk factors，and impact on clinical outcomes［J］. Int Urol Nephrol，2015，47（9）：1577-1585.

［27］陈楠.肾脏病诊治精要附临床病例［M］.上海：上海科学技术出版社，2022.

［28］中国医师协会肾内科医师分会肾性贫血诊断和治疗共识专家组.肾性贫血诊断与治疗中国专家共识（2014修订版）［J］.中华肾脏病杂志，2014，30（9）：712-716.

［29］阿勇，党宗辉，次仁罗布，等.西藏地区慢性肾脏病患者贫血现状调查［J］.中华肾脏病杂志，2016，32（12）：928-930.

［30］李欣，李国慧，张俊，等.高原地区慢性肾脏病 3a~5D 期患者贫血状况的横断面研究［J］.中国实用内科杂志，2019，39（10）：879-885.

［31］何樟秀，罗磊，谢欢，等.湘南地区慢性肾脏病 3~5D 期患者贫血状况的单中心横断面调查［J］.临床肾脏病杂志，2019，19（1）：8-13.

# 第四章

# 慢性肾脏病分期管理

# 第一节 慢性肾脏病的概述

## 一、慢性肾脏病定义

美国肾脏病基金会（National Kidney Foundation，NKF）在"肾脏病预后质量倡议"（kidney disease outsomes quality initiative，KDOQI）中提出慢性肾脏病（chronic kidney disease，CKD）的定义，即各种原因引起的慢性肾脏结构或功能异常（肾脏损伤 ≥ 3 个月），伴或不伴肾小球滤过率（CFR）下降，表现为肾脏病理学检查异常或肾脏损伤（血、尿成分异常或影像学检查异常）；或不明原因的 GFR 下降 [ < 60 mL/（min·1.73 m$^2$）] 超过 3 个月。

## 二、CKD 的发病特点及危害

### （一）发病率高

据估计，全球约有 6.975 亿 CKD 患者，我国约有 1.323 亿患者。可见，我国 CKD 的患病率较高，成人患病率约为 10.8%，并且慢性肾脏病发病呈现出年轻化趋势，20~30 岁的透析患者也越来越多。

### （二）并发心血管患病率高

CKD 患者往往具备多种心血管疾病（cerebrovascular disease，CVD）危险因素，除了传统的高血压、脂代谢紊乱等 CVD 危险因素之外，CKD 患者的慢性炎症状态、营养不良、钙磷紊乱、贫血等增加了 CVD 的风险，因此 CKD 患者的 CVD 事件发生率显著高于非 CKD 患者。

### （三）病死率高

近年来，CKD 的患病率和死亡率不断攀升，是继心脑血管疾病、糖尿病和癌症之后严重危害人类健康的疾病，已成为全球十大死亡原因之一。2019 年约 130 万人死于 CKD，预计到 2040 年，CKD 造成的死亡人数将达到

220~400万。

## （四）知晓率低

尽管CKD有如此高的发病率及病死率，但社会对其知晓率却不尽如人意。在我国，CKD的发病率已接近发达国家水平，但人群知晓率却较发达国家低。

## （五）疾病负担重

肾脏在维持和调节人体机能方面起着关键作用，如水电解质平衡、酸碱平衡、血压调节、毒素和代谢废物的排泄、维生素D的代谢和激素的合成等，CKD患者由于肾功能受损，可能会出现高钾、高磷等电解质代谢紊乱、慢性代谢性酸中毒、水肿、血压异常等一系列问题。CKD主要表现为肾实质的持续损害，肾功能进行性恶化，如不加以控制会发展为终末期肾病（end stage renal disease，ESRD），不得不进行肾脏替代治疗（透析或肾移植）。肾脏替代疗法虽能够维持患者的生命，但其治疗费用高，常人难以接受，给家庭和社会带来沉重的经济负担。据统计，2016年，我国CKD患者总医疗费用为276.46亿元人民币，占总支出的6.5%，美国CKD患者的医疗保险总支出在790亿美元以上。此外，由于CKD是终身性疾病，迁延不愈，大多数CKD患者存在心理问题，其中最常见的是抑郁和焦虑，且这种心理问题会在一定程度上加速CKD恶化，并导致功能障碍、睡眠障碍、自杀倾向、免疫功能受损和营养不良等并发症的发生。由此可见，CKD严重危害患者的身心健康，因此针对不同时期的慢性肾脏病进行专业、连续的管理，预防疾病发生，延缓疾病进展成为迫切的需求。

## 三、慢性肾脏病分期管理的目的及意义

### （一）目的

#### 1.延缓病情进展

慢性肾脏病分期管理的主要目标之一是延缓病情的进展。通过不同分期的精准管理，可以针对性地采取治疗措施，降低肾脏进一步损害的风险，从而延

长患者进入终末期肾脏病的时间。例如，在 CKD G1 期和 G2 期，主要通过改善生活方式、控制危险因素来延缓肾功能下降；而在 G3a、G3b 和 G4 期，则需要更积极地治疗并发症，延缓肾脏硬化和萎缩的过程。

### 2. 降低并发症发生率

慢性肾脏病常伴随多种并发症，如高血压、贫血、心血管疾病等。通过分期管理，可以及时发现并治疗这些并发症，降低其发生率，提高患者的生活质量。例如，在 CKD G4 期，患者贫血、头晕、乏力等症状明显，此时治疗重点是阻止肾细胞坏死、保护残肾功能，并警惕贫血等并发症的发生。

### 3. 提高患者生存质量

慢性肾脏病分期管理不仅可以延缓病情进展、降低并发症发生率，还可以提高患者的生活质量。这包括减轻患者的症状、提高患者的心理状态、增强患者的自我管理能力等。

## （二）意义

### 1. 实现早期预防和治疗

慢性肾脏病分期管理将防治从治疗提前至早期预防，有助于实现疾病的早期发现、早期诊断和早期治疗。这对于提高治疗效果、延缓病情进展具有重要意义。例如，在 CKD G1 期，肾功能尚未受损，但可能存在肾脏损害的风险因素。通过早期发现和治疗这些风险因素，可以有效预防肾脏损害的发生。

### 2. 提高治疗针对性

慢性肾脏病分期管理可以根据患者的病情和分期特点制订个性化的治疗方案。这不仅可以提高治疗的针对性，还可以减少不必要的治疗费用和时间成本。例如，在 CKD G2 期，肾功能轻度受损但可以代偿。此时的治疗目标是延缓肾功能进展、防治并发症。通过改善生活方式、控制血压、血糖等危险因素，可以有效延缓疾病的进展。

### 3. 促进医患沟通与合作

慢性肾脏病分期管理需要医患之间的密切沟通和合作。医生需要向患者解释病情、治疗方案和注意事项等；患者则需要积极配合医生的治疗和管理计划。

这种沟通和合作有助于增强患者的治疗信心和自我管理能力，提高治疗效果和患者的生活质量。

综上所述，慢性肾脏病分期管理的目的及意义在于延缓病情进展、降低并发症发生率、提高患者生存质量，并促进医患沟通与合作。这对于提高慢性肾脏病的治疗效果和管理水平具有重要意义。

刘宪丽

# 第二节　慢性肾脏病 G1—2 期患者的管理

## 一、概述

慢性肾脏病（CKD）是一种全球性的公共卫生问题，其发病率逐年上升，对患者的生活质量和健康构成严重威胁。我国现有慢性肾脏病患者约 1.32 亿。与发达国家不同，我国 CKD 早期阶段（即 CKD G1—2 期）的患者比例高达 84.3%。而 CKD G1—2 期是指肾脏功能出现轻度至中度损伤的阶段。在这一阶段，患者的肾小球滤过率（GFR）通常在 60~90 mL/（min·1.73 m$^2$）之间，尚未出现明显的临床症状。此时采取合理的管理策略对控制病情进展、延缓肾功能恶化具有重要意义。本部分将详细阐述 CKD G1—2 期患者的管理，包括疾病的认识、治疗原则、饮食管理、运动锻炼、并发症的预防以及心理支持等方面，为患者提供全面、科学、个性化的管理方案。

## 二、临床表现

CKD G1—2 期的临床表现，主要依据 GFR 的下降程度以及是否出现肾脏损伤的标志来划分。以下是详细的临床表现分期。

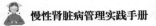
## （一）CKD G1 期

### 1. 肾功能正常

肾小球的滤过率、血肌酐、尿素氮都在正常范围。大多数患者的 GFR ≥ 90 mL/min。

### 2. 症状轻微

虽然患者的肾功能正常，但部分患者可能出现血尿、蛋白尿、水肿、高血压以及各种管型尿的出现。这些症状通常较为轻微，不易被察觉。

## （二）CKD G2 期

### 1. 肾功能轻度下降

此期肾小球滤过率开始下降，常波动于 60~89 mL/min。

### 2 血肌酐上升

血肌酐开始上升但低于 178 μmol/L。

### 3. 症状逐渐明显

CKD G2 期的患者可能出现一些较为明显的症状，如颜面或双下肢水肿、高血压等。但此时仍然没有肾衰竭的症状。

# 三、治疗原则

## （一）控制危险因素

医护人员应寻找患者的具体病因，并针对病因进行相应治疗。以减轻肾脏负担，延缓病情进展。

## （二）延缓肾脏病进展

医护人员通过改善生活方式、控制危险因素以及使用必要的药物治疗，延缓肾脏病的进展。

### （三）并发症的预防

**1. 心血管疾病**

CKD G1—2 期患者应积极控制血压、血糖和血脂等危险因素，以降低心血管疾病的风险。

**2. 贫血**

随着肾功能下降，CKD G1—2 期患者可能出现贫血症状。患者应定期检查血红蛋白水平，如有必要可补充铁剂和维生素 $B_{12}$ 等营养素。

**3. 肾性骨病**

CKD G1—2 期患者应关注骨骼健康，适当补充钙和维生素 D 等营养素，以预防骨质疏松和骨折等骨病的发生。

### （四）药物治疗

**1. 避免肾损害药物**

避免使用可能加重肾脏损害的药物，如某些抗生素、造影剂等。

**2. 积极控制血压**

血压过高可能会加重肾脏负担，因此应合理使用降压药物，使血压维持在相对稳定的状态。常用的降压药物包括血管紧张素转换酶抑制剂（angiotensin converting enzyme inhibito，ACEI）、血管紧张素 Ⅱ 受体阻滞剂（angiotensin Ⅱ receptor blocker，ARB）等。

**3. 减少尿蛋白**

对于出现蛋白尿的患者，应使用 ACEI/ARB 等药物，以减少尿蛋白的排泄量，延缓慢性肾病的进展。

**4. 利尿剂**

对于水肿明显的患者，可使用利尿剂减轻水肿症状。

**5. 中药调节**

大黄、冬虫夏草、黄芩等中药可调节身体免疫力，减少尿毒症毒素堆积，

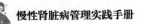
降低蛋白尿，延缓肾功能减退。

## 四、护理评估

### （一）病史采集

详细了解患者的病史，包括既往疾病史、家族史、用药史等，以评估患者的基础状况。

### （二）体格检查

对患者进行全面的体格检查，特别关注肾脏相关的体征，如水肿、高血压等。

### （三）实验室检查

进行尿常规、肾功能、电解质、血糖、血脂等相关指标的检测，以评估患者的肾功能和并发症情况。

### （四）影像学检查

根据需要进行肾脏超声、CT 等影像学检查，以了解肾脏的形态和结构。

## 五、护理管理

### （一）饮食管理

#### 1. 充足热量摄入

保证每天热量摄入充足，以维持身体正常代谢和营养需求。CKD G1—2 期患者，女性和大于 60 岁男性建议热量摄入量为 30 kcal/（kg·d），小于 60 岁男性建议热量摄入量为 35 kcal/（kg·d），同时维持健康体重的稳定。CKD G1—2 期糖尿病患者要控制主食（碳水化合物）的摄入，进食升糖指数低的食物，建议热量摄入量为 30 kcal/（kg·d）。

#### 2. 优质蛋白饮食

在保障足够热量的前提下，CKD G1—2 期患者应适当控制蛋白质的摄入量，以减轻肾脏负担。建议每天蛋白质摄入量控制在 0.8~1.0 g/kg，优先选择优质蛋白质，如瘦肉、鱼、蛋、奶等。

3. 低盐饮食

控制食盐摄入量，建议 CKD G1—2 期患者食盐摄入量不超过 6 g/d，伴有水肿、高血压患者应严格限制盐的摄入量不超过 3 g/d。避免加工类食品，如腌制品、罐头等，并谨慎使用酱油、醋、味精、鸡精、辣椒酱、豆瓣酱、番茄酱等调味用品，但葱、姜、蒜、花椒等天然佐料可以使用。避免过度限制钠的摄入，以防低钠血症发生。

4. 控制液体摄入量

对于伴有水肿的 CKD G1—2 期患者，应控制液体摄入量，包括粥、水、奶、汤等，建议根据尿量调整液体摄入量。

5. 低脂饮食

甘油三酯、胆固醇高的 CKD G1—2 期患者要控制油脂摄入量，建议油脂的摄入量 < 30 g/d。控制油脂摄入量的方法包括选用瘦肉，尽量去除可见的多余油脂，多食用鱼肉、鸡肉、鸭肉、兔肉，少吃猪肉、牛肉等。多采用清蒸、水煮、清炖、凉拌等低油方式烹调食物，少吃油炸食品，采用煎炒方式烹调时，尽量用植物油。

6. 高尿酸血症饮食管理

对于伴有高尿酸血症的 CKD G1—2 期患者，应严格控制嘌呤的摄入，避免食用高嘌呤食物，如啤酒、海鲜、内脏等。在日常生活中，可以使用小技巧去除食物中的嘌呤，如将肉类食物在开水中焯水 10 分钟，可有效降低肉类中的嘌呤含量。同样，对于含有草酸的蔬菜，如菠菜、甜菜、苋菜等，也可采用焯水的方法去除部分草酸。少煲肉汤，因肉汤中含有大量的嘌呤，所以建议减少煲汤的频率，尤其是避免煲肉汤。

（二）运动管理

适当的运动锻炼对于 CKD G1—2 期患者具有积极意义。运动可以促进血液循环，增强心肺功能，改善肌肉力量和骨骼密度。适合 CKD G1—2 期患者的运动方式包括散步、慢跑、游泳、骑自行车等有氧运动，以及举重、俯卧撑等力量训练。在运动过程中，患者应根据自身情况适量进行，避免过度疲劳和受伤。行肾穿刺活检术的患者，术后一个月内以慢走为主，避免劳累，注意观察尿色及有无腰痛等不适，如有血尿或腰痛加重，应及时就医。

### （三）用药指导

患者应严格遵循医生的用药指导，按时按量服药，不得随意更改药物剂量或停药。注意观察药物副作用的发生情况，如出现不良反应应及时就医处理。定期监测肾功能、电解质、血压等指标的变化情况，以便及时调整治疗方案。

### （四）心理支持

1. 提供心理支持

CKD 患者常面临焦虑、抑郁等心理问题，医护人员应提供心理支持，帮助患者树立战胜疾病的信心。

2. 建立健康生活方式

鼓励患者建立健康的生活方式，如规律作息、戒烟限酒、保持情绪稳定、控制体重使 BMI 保持在合理范围内等。

### （五）随访与复诊

1. 定期随访

CKD G1—2 期患者应每 6 个月进行一次随访，以监测病情变化和调整治疗方案。

2. 复诊指导

医护人员应根据患者的具体情况，给予复诊指导，包括饮食、运动、用药等方面的建议。

## 六、总结与展望

CKD G1—2 期患者的管理是一个复杂而系统的过程，需要医护人员和患者共同努力。通过全面、科学、个性化的管理方案，可以延缓 CKD 的进展，提高患者的生活质量。未来，随着医学技术的不断进步和新的治疗方法的出现，CKD G1—2 期患者的管理将更加精准和有效。

刘宪丽

# 第三节　慢性肾脏病 G3—5 期患者的管理

## 一、概述

慢性肾脏病（CKD）是一种逐渐进展的肾脏功能损害过程，分为五个阶段，其中 CKD G3—5 期，患者的肾小球滤过率（GFR）降至 30~60 mL/（min·1.73 m$^2$）（CKD G3 期）、15~30 mL/（min·1.73 m$^2$）（CKD G4 期）或低于 15 mL/（min·1.73 m$^2$）（CKD G5 期）。这一阶段的患者肾脏功能已出现严重损害，可能出现多种临床症状，如水肿、高血压、贫血、骨病等，需要积极治疗和更加精细和全面地管理。本文将详细阐述 CKD G3—5 期患者的管理，包括疾病认识、治疗原则、饮食管理、运动锻炼、并发症的预防与处理、心理支持以及患者教育等方面，旨在为医护人员和患者提供全面、系统、个性化的管理方案。

## 二、临床表现

CKD G3—5 期患者的临床表现可以根据病情的严重程度而有所不同。

### （一）CKD G3 期临床症状

1. 尿量减少

由于肾功能受损导致水分潴留，从而引起尿量减少。

2. 浮肿

体内水分代谢异常，水分滞留在组织间隙中，形成水肿。水肿首先出现在眼睑、面部，随后可能扩展至下肢和全身。

### 3. 疲劳

肾脏损伤后身体无法正常排毒，毒素积累影响能量供应，导致乏力。

### 4. 恶心

尿素水平升高可能引起胃肠道不适，产生恶心感。

### 5. 食欲不振

尿毒症毒素刺激胃黏膜，导致食欲减退。

## （二）CKD G4 期临床表现

### 1. 心血管系统表现

患者可能出现高血压、左心室肥厚、心力衰竭等。

### 2. 水电解质代谢紊乱

患者可能出现身体疲劳、心情烦躁不安、思维意识混乱等。

### 3. 营养物质代谢紊乱

患者可能出现高脂血症、高血压、高血糖等病症。

### 4. 尿少、呕吐

由于肾功能严重受损，可能出现尿少、呕吐。

## （三）CKD G5 期临床症状

### 1. 泌尿系统

患者可出现小便有泡沫、少尿、无尿、下肢水肿等症状。

### 2. 消化系统

患者可出现恶心、呕吐、消化道出血、食欲不振等症状。

### 3. 呼吸系统

患者可出现咳嗽、咳痰、气短、憋气等症状。

### 4. 血液系统

患者可出现贫血、全身乏力、凝血机制紊乱等症状,甚至可能出现皮肤出血。

5.神经系统

患者可出现四肢抽搐、意识障碍等症状，严重时可能影响生命健康。

6.内分泌系统

（1）肾脏本身内分泌功能紊乱。如1，25（OH）$_2$D$_3$、红细胞生成素分泌不足和肾素 - 血管紧张素 II 分泌过多。

（2）下丘脑 - 垂体内分泌功能紊乱。如泌乳素、促黑色素、促黄体生成激素、促卵泡激素、促肾上腺皮质激素等激素水平增高。

（3）外周内分泌腺功能紊乱。大多数患者均有甲状旁腺激素（parathyroid hormone，PTH）升高，约四分之一患者有轻度甲状腺素水平降低、胰岛素受体障碍、性腺功能减退等。

## 三、治疗原则

### （一）治疗原发病

对于 CKD G3—5 期的患者，通常对其引起肾衰竭的原发病已无特异性治疗手段，主要对症治疗为主。对于全身系统性疾病所致的肾脏疾病，可根据其病因、肾功能情况及其他系统状况酌情治疗。

### （二）延缓慢性肾脏病进展速度

一般认为，GFR $<$ 60 mL/（min · 1.73 m$^2$），且 GFR 年下降率 $\geqslant$ 4 mL/（min · 1.73 m$^2$）的患者，考虑其 CKD 进展较迅速。与早期 CKD 患者一样，中晚期 CKD 患者仍应保持适当运动、戒烟限酒、控制体重等良好的生活方式；避免劳累、感染及滥用药物；控制血压血糖、血脂、血尿酸；尽量避免或及时纠正血容量不足、心力衰竭或严重心律失常、严重感染、败血症、肾毒性药物、尿路梗阻、严重贫血、电解质紊乱、创伤、过度劳累等导致 CKD 快速进展的可逆因素。此外，CKD G3—5 期患者还应给予优质低蛋白饮食，通常蛋白摄入量为 0.6~0.8 g/（kg · d），从而减慢肾功能恶化的速度，同时可加用复方 α - 酮酸；如存在钙磷代谢紊乱、电解质紊乱等，还应根据情况进行相应的饮食

控制。

### （三）预防并治疗并发症

针对可能出现的并发症进行积极预防和治疗，如心血管疾病、贫血、骨病、皮肤瘙痒等。

### （四）调整治疗方案

根据随访检查结果，及时调整治疗方案，包括药物用量、饮食调整等。患者应了解自己的疾病分期，与医生进行充分沟通，制定个体化的治疗方案。

### （五）准备肾脏替代治疗

CKD 晚期患者，需及时了解肾脏替代治疗的知识，在医生的指导下选择合适的透析方式，并在适当的时机提前做好透析通路的准备，而后选择适当的时机开始肾脏替代治疗。对于多数患者来说，血液透析和腹膜透析都是可供选择的肾脏替代治疗方式，二者各有优缺点，患者可在医生的指导下选择适合自己的透析方式，而少数患者可因存在某种透析的禁忌证，只能选择特定的透析方式。通常来说，自体动静脉内瘘手术后至少应在 1 个月后开始使用内瘘进行透析治疗，最好在 3~4 个月后再行内瘘穿刺；腹膜透析置管后最好 2~4 周后再开始透析；如情况紧急，也可数天后即开始进行腹膜透析。

## 四、患者评估

### （一）病史采集

详细了解患者的病史，包括既往疾病史、家族史、用药史等，以评估患者的基础状况。

### （二）体格检查

进行全面的体格检查，特别关注肾脏相关的体征，如水肿、高血压、贫血、营养状况等。

### （三）实验室检查

进行尿常规、肾功能、电解质、血糖、血脂、PTH 等相关指标的检测，以评估患者的肾功能和并发症情况。

### （四）影像学检查

根据需要进行肾脏超声、CT 等影像学检查，以了解肾脏的形态和结构。进行心电图、超声心动图等检查，评估心血管健康状态，评估是否存在心脏扩大、心功能不全等迹象。

### （五）生活质量评估

使用生活质量评估量表（如 KDQOL-36）等评估患者的生活质量。关注患者的心理状态、社交活动、工作能力等方面。

## 五、护理管理

### （一）饮食管理

#### 1. 低盐饮食

食盐的摄入量应控制在 3~6 g/d，尤其对于有蛋白尿、水肿、高血压和少尿的患者，应严格限制盐的摄入量至 3 g/d。避免食用咸菜、腐乳、皮蛋、酱油、味精等高钠食物。

#### 2. 能量摄入

能量摄入需维持在 35 kcal/（kg·d）（年龄 ≤ 60 岁）或 30 kcal/（kg·d）（年龄 ＞ 60 岁）。根据患者的具体情况进行适当调整。

#### 3. 优质低蛋白饮食

在适当限制蛋白质摄入的同时，保证充足的能量摄入以防止营养不良。推荐蛋白质摄入量为 0.6~0.8 g/（kg·d），并且优质蛋白（如肉、蛋、奶、大豆类）须占蛋白摄入总量的 50% 以上。限制米类、面类等植物蛋白质的摄入量，尽量采用小麦淀粉（或其他淀粉）作为主食部分。其他可选用的食品包括红薯、马铃薯、白薯、藕、荸荠、小麦淀粉、山药、芋头、南瓜、粉条、菱角粉等富含淀粉的食物替代普通主食。

4. 液体的摄入

根据患者的尿量和水肿情况调整液体摄入量。无水肿或水肿不严重的患者，液体摄入量可接近正常人；出现水肿、尿少、高血压等症状时，应限制摄入液体摄入量。

5. 限制钾和磷的摄入

对于存在高钾血症或高磷血症的患者，应严格控制钾和磷的摄入量，避免食用含钾或磷高的食物。

6. 维生素和矿物质补充

确保患者获得充足的维生素和矿物质，如有需要，可以通过药物或营养补充剂进行补充。

7. 其他

避免摄入油腻、辛辣、刺激性食物，烹调方式以蒸、煮、焖等为主，少采用煎、炸等方式。

**（二）运动管理**

在运动前，需要对患者的病情进行评估，确保患者处于稳定期，没有出现急性发作的症状。

1. 运动类型

（1）有氧运动。如散步、慢跑、游泳、骑自行车等，可以提高心肺功能，增强身体的耐力和协调性。

（2）力量训练。如举重、俯卧撑、引体向上等，可以增强肌肉力量和骨骼密度，预防骨质疏松和肌肉萎缩。

（3）平衡训练。如瑜伽、太极拳等，可以增强身体的平衡感和稳定性，预防跌倒和骨折等意外事件。

2. 制订运动计划

（1）运动强度。以低强度至中强度为宜，避免高强度运动。

（2）运动时间。每次运动时间 30~60 分钟，每周 3~5 次，总运动时间 90~150 分钟。

（3）运动频率。保持运动的规律性，每周至少进行 3 次运动。

（4）避免过度劳累。在运动过程中，注意观察患者的身体状况，避免过度劳累和受伤。

### （三）用药指导

患者需严格按照医生的指导用药，不得擅自更改药物剂量或停药。注意药物副作用，部分药物可能存在副作用，如 ACEI/ARB 类药物可能引起咳嗽、高钾血症等，患者需注意观察并及时告知医生。避免使用肾毒性药物，如非甾体抗炎药、氨基糖苷类抗生素等，这些药物可能加重肾脏损害。

### （四）心理支持

CKD G3—5 期患者可能面临较大的心理压力和焦虑情绪。医护人员应关注患者的心理需求，提供必要的心理支持和安慰。如定期面对面交流、电话随访等方式，为患者提供情感上的理解和支持。患者也应积极调整心态，保持乐观向上的心态，提高生活质量。

### （五）随访管理

CKD G3—5 期的随访管理对于延缓疾病进展、提高患者生活质量至关重要。

1. 随访频率

（1）CKD G3 期。建议每 1~3 个月在门诊复查随访一次，如病情突然出现变化，应缩短随访的时间间隔。

（2）CKD G4—5 期。建议每月在门诊复查随访一次，以确保及时了解病情变化和调整治疗方案。

2. 随访检查项目

（1）常规项目。包括血常规、尿常规、肝肾功能、电解质、血糖血脂等。

（2）特殊项目。如铁蛋白、PTH 等，用于评估患者的营养状况和骨矿物质代谢情况。

（3）影像学检查。肾脏 B 超，用于评估肾脏形态和结构的变化。

（4）心肺功能评估。通过心电图、心脏彩超等方式，评估患者的心肺功能，及时发现并处理相关并发症。

## 六、总结与展望

对于处于慢性肾脏病（CKD）G3 至 G5 阶段的患者而言，其管理是一个既复杂又需全面考量的过程，这要求医护人员与患者之间形成紧密的合作关系。采取一种全方位、体系化且针对个体特点的管理策略，能够有效延缓 CKD 的恶化速度，并显著提升患者的生活质量。展望未来，随着医学科技的持续飞跃及新颖治疗手段的诞生，针对 CKD G3—5 期患者的管理措施将变得更加精确且高效。

刘宪丽

# 第四节　围透析期慢性肾脏病患者的管理

## 一、概述

围透析期 CKD 是指患者估算肾小球滤过率（estimated glomerular filtration rate，eGFR）从小于 15 mL/（min·1.73m$^2$）起，到初始透析 3 个月这一时间段，包括透析前期和初始透析两个阶段，时间长度 1~2 年。

围透析期 CKD 患者主要有以下特点：①存在"三高一低"，即并发症发生率高、病死率高、治疗费用高和 eGFR 快速降低；②随着人口老龄化，人均预期寿命延长，以及高血压和糖尿病的流行，进入终末期肾脏病（end stage kidney disease，ESKD）患者越来越多；③我国 CKD 患者就诊或转诊肾脏科的时机一般较晚，进入肾脏替代治疗时机较晚；④计划透析患者比例低，对透析治疗的特点、方式、费用、药物使用、食物调整、血压、血透控制等情况不甚清楚。由于围透析期 CKD 患者存在以上特点，因此，需要加强个体化管理。

## 二、透析前期 CKD 管理

### （一）CKD 进展评估

1. 评估指标及频率

尿白蛋白肌酐比值（urinary albumin-to-creatinine ratio，UACR）、血清肌酐和胱抑素 C 等。基于血清肌酐水平，使用慢性肾病流行病学合作研究公式（CKD-EPI）估算 eGFR；对于肌肉萎缩或肝功能障碍患者，基于血清肌酐和胱抑素 C 水平使用 CKD-EPI 公式计算 eGFR。eGFR 水平每年下降幅度 ≥ 5 mL/（min·1.73 m²）或大量白蛋白尿（UACR > 300 mg/g）提示 CKD 快速进展。建议所有透析前 CKD G5 期患者至少每两个月评估一次。

2. 血压评估

（1）评估指标及靶目标。

①评估指标：诊室血压测量（office blood pressure measurement，OBPM）、家庭血压监测（home blood pressure monitoring，HBPM）和动态血压监测（ambulatory blood pressure monitoring，ABPM），其中 HBPM 和 ABPM 作为标准化测量 OBPM 的补充。

② CKD 患者血压控制靶目标。

建议围透析期 CKD 患者血压控制目标为 < 140/90 mmHg，合并糖尿病肾脏病（diabetic kidney disease，DKD）患者若能耐受，建议控制血压为 ≤ 130/80 mmHg。

（2）血压测量方法。

① OBPM 和 HBPM，是最常见的血压测量方法。但 2021 版改善全球肾脏病预后组织（Kidney Disease：Improving Global Outcomes）临床实践指南（简称"KDIGO"指南）倾向于选择自动化诊室血压测量（automated office blood pressure，AOBP）。

② ABPM。戴上血压监测仪时，患者日常活动正常，监测仪在 24 小时内

每隔30分钟测量一次血压。在测量血压时保持手臂静止,记录睡眠和清醒时间。最后由仪器读出24小时内日间和夜间平均血压。

③内瘘侧上臂血压测量。行血液透析动静脉瘘术后2周内,禁止在手术侧上臂测量血压;2周后可以在手术侧上臂测量血压(高位瘘和人工血管者则不建议在此测量血压),但禁止在内瘘侧肢体长时间捆绑袖带进行血压监测。

(3)评估频率。推荐患者每次就诊时测量血压进行评估;而居家时使用HBPM每天测量2次,取平均值进行评估。

3. 容量负荷及心功能评估

(1)评估指标。

①临床评估。根据患者的心功能分级标准、血压、水肿程度、肺部湿啰音、颈静脉怒张及体重变化。

②生物标志物。脑利尿钠肽(brain natriuretic peptide,BNP)、氨基末端脑钠肽前体(N-terminal pro-B-type natriuretic peptide,NT-proBNP)和心肌肌钙蛋白(cardiac troponin,cTn)。

③影像学。X线胸片、超声心动图和生物电阻抗分析。

(2)评估频率。

①建议在患者初诊时评估,建议无容量负荷过多者每月评估一次。

②建议有心力衰竭史的患者,入院时检测cTn,用于急性心力衰竭患者的病因诊断(如急性心肌梗死)和预后评估。

③建议有心力衰竭史且病情不稳定、需要调整药物剂量的患者,每两周测定一次BNP或NT-proBNP,病情稳定后改为1~2个月测定一次。

4. 电解质紊乱和酸碱失衡评估

(1)评估指标:血 $Na^+$、$K^+$、$Cl^-$、$HCO_3^-$ 水平。围透析期CKD患者血清钾浓度 ≥ 5.0 mmol/L 诊断为高钾血症。高钾血症是围透析期CKD最常见电解质紊乱,可危及生命,尤其要重视其评估。

(2)评估频率。

①无论患者是否使用肾素 - 血管紧张素 - 醛固酮系统抑制剂(renin-angiotensin-aldosterone system inhibitor,RAASi),首次就诊及后续每次就诊

时均建议检测血电解质水平。

②如发现患者的血钾偏高，或血钾正常但逐渐升高时，需评估所有可能导致高钾血症的因素，并排除假性高钾血症后，及时处理并定期随访。当怀疑患者存在高钾血症时，需做心电图检查核实。虽然心电图诊断高钾血症并不灵敏，但一旦心电图出现变化，需立即启动治疗。

③建议 DKD 患者每月至少检测一次血钾，使用 RAASi 患者则需增加检测次数。

**5. 贫血评估**

（1）评估指标及靶目标。

①评估指标：血细胞计数、血红蛋白（hemoglobin，Hb）水平和网织红细胞计数。为明确贫血原因，建议检测患者血清叶酸、维生素 $B_{12}$ 并行大便隐血试验，必要时做骨髓穿刺检查，以排除营养不良、消化道出血和血液系统疾病所致贫血。建议检测患者的铁代谢指标，包括血清铁、血清铁蛋白（serum ferritin，SF）、总铁结合力（total iron-binding capacity，TIBC）和转铁蛋白饱和度（transferrin saturation，TSAT）。

②血红蛋白靶目标。建议控制患者的 Hb 在 110~120 g/L，不建议 Hb 超过130 g/L。血红蛋白靶目标值可依据患者年龄、透析方式、透析时间、药物治疗时间长短以及是否并发其他疾病等进行个体化调整。

③铁代谢靶目标值。推荐维持 SF 为 200~500 μg/L，TSAT 为 20%~50%。

（2）评估频率。建议透析前 CKD G5 期患者每月检测一次 Hb，每两个月检测一次铁代谢指标。可结合临床需要调整评估频率。

**6. 血糖评估**

（1）评估指标：血糖水平 ［空腹血糖（fasting plasma glucose，FPG）、餐后 2 小时血糖（2-hour postprandial blood glucose，2hPG）］、糖化血红蛋白（glycosylated hemoglobin A1c，HbA1c）和糖化白蛋白（glycated albumin，GA）。有条件者可采用动态血糖监测血糖。

（2）评估频率。

①血糖：对于透析前期血糖不稳定的患者，建议每天监测三餐前 FPG、三

餐后 2hPG 和睡前血糖；血糖稳定患者，每周监测 1~2 次 FPG，至少每月监测 1 天 7 次血糖（三餐前 FPG、三餐后 2hPG 和睡前血糖）。

②HbA1c。建议 DKD 患者每月检测一次 HbA1c，非 DKD 患者每 3 个月检测一次 HbA1c。

③GA。DKD 患者每 3 个月检测一次 GA；非 DKD 患者每年至少检测一次 GA。

7.慢性肾脏病性矿物质和骨代谢异常（CKD-mineral and bone disorder，CKD-MBD）评估

（1）评估指标。

①生化指标：血清钙、磷、全段甲状旁腺素（intact parathyroid hormone，iPTH）、碱性磷酸酶（alkaline phosphatase，ALP）、血清 25- 羟维生素 $D_3$ 水平。透析前期患者 iPTH 水平应维持于 35~110 pg/mL 为最佳，建议透析期患者 iPTH 水平维持在正常值上限的 2~9 倍，维持在 150~300 pg/mL 更佳。

②骨病评价指标，如骨密度、骨活检、骨源性胶原代谢转换标志物。

③血管钙化指标，如冠状动脉钙化、心瓣膜钙化、腹主动脉钙化等。

（2）评估频率。见表 4-4-1。

表 4-4-1　围透析期慢性肾脏病患者矿物质代谢及血管钙化评估频率

| 评估指标 | 评估频率 |
| --- | --- |
| 钙 | 1~3 个月监测一次 |
| 磷 | 1~3 个月监测一次 |
| 全段甲状旁腺素 | 3~6 个月监测一次 |
| 碱性磷酸酶 | 12 个月监测一次（如全段甲状旁腺素水平升高，建议每 6 个月监测一次） |
| 25- 羟维生素 $D_3$ | 根据基线水平及干预治疗决定 |
| 血管钙化 | 6~12 个月评估一次 |

8.营养状态评估

（1）评估指标。

①热量摄入及人体测量，包括饮食摄入量、体重指数、肱三头肌皮褶厚度、

上臂肌围和握力等。

②生化指标，如血清白蛋白、转铁蛋白、前白蛋白及血清胆固醇。

③主观综合营养评估。见表 4-4-2。

表 4-4-2　主观综合营养评估量表

| 参数 | A 级<br>（营养良好） | B 级<br>（轻中度营养不良） | C 级<br>（严重营养不良） |
|---|---|---|---|
| 近期体重变化 | 无 / 升高 | 减少 5% 以下 | 减少 5% 以上 |
| 饮食改变 | 无 | 减少 | 不进食 / 低能量流食 |
| 胃肠道症状 | 无 / 食欲减退 | 轻微恶心、呕吐 | 严重恶心、呕吐 |
| 活动能力改变 | 无 / 减退 | 能下床走动 | 卧床 |
| 应激反应 | 无 / 低度 | 中度 | 高度 |
| 肌肉消耗 | 无 | 轻度 | 重度 |
| 三头肌皮褶厚度 | 正常<br>（＞ 8.0 mm） | 轻度减少<br>（6.5~8.0 mm） | 重度减少<br>（＜ 6.5 mm） |
| 踝部水肿 | 无 | 轻度 | 重度 |

（2）评估频率：建议每两个月评估一次。

## 三、患者教育

需要与透析前期 CKD 患者及其家属建立良好的沟通及随访，进行良好的宣教。教育内容包括：①肾脏结构与功能、CKD 主要临床表现及防治措施；②肾脏替代模式选择，包括肾移植、腹膜透析、家庭或透析中心血液透析原理、适应证、禁忌证、操作方法及注意事项，患者家属及护理人员也应接受上述肾衰竭治疗模式选择的教育；③ CKD 患者饮食、生活方式、上肢血管保护等方面的教育；④患者应每 1~2 个月随访一次，检测 Hb、血钾和肌酐等指标。

## 四、肾脏替代治疗方式的选择

肾脏替代治疗包括血液透析、腹膜透析和肾移植。当 GFR ＜ 30 mL/

（min·1.73 m²）时可开始替代治疗前准备；GFR < 20 mL/（min·1.73 m²）且在过去 6 个月以上存在 CKD 进展且不可逆证据时，可考虑行活体肾移植；GFR < 15 mL/（min·1.73 m²）时根据原发病、残存肾功能、临床表现及并发症情况给予替代治疗。血液透析和腹膜透析可替代肾脏的排泄功能，两者疗效相近，但不能替代肾脏的内分泌和代谢功能。肾移植是目前治疗终末期肾衰竭最有效的方法。成功的肾移植可使肾功能恢复正常。肾移植后需长期使用免疫抑制剂。两种透析法和肾移植的对比见表 4-4-3。

表 4-4-3　两种透析法和肾移植的对比

| 种类 | 治愈性 | 便捷性 | 经济性 | 预后 |
|---|---|---|---|---|
| 腹膜透析 | 对小分子毒素的清除较血液透析更稳定 | 每天更换 3~4 次腹透液，夜间腹透液可留腹过夜；无需机器配合，只需在腹部留置一根腹膜透析管 | 价格低廉，基层医疗单位即可开展 | 不能完全治愈，只能维持生命 |
| 血液透析 | 可高效超滤水分，清除中、大分子毒素，对小分子毒素的清除率是间歇性腹膜透析 4~5 倍，清除率较大，但容易出现透析失衡综合征 | 患者需提前几个月行动静脉内瘘手术；血透一般每周 2~3 次，每次 4 小时；需要机器配合治疗 | 相对腹透价格较高 | 不能完全治愈，只能维持生命 |
| 肾移植 | 是彻底治疗终末期肾病的有效方法 | 施行手术后不影响正常的日常生活 | 手术费用以及后期的复查及术后免疫抑制剂的花费 | 可治愈，但须终身服药和复查 |

## 五、计划建立血管通路

### （一）保护上肢血管

建议从确诊 CKD G3 期起即开始上肢血管保护教育，具体如下：

（1）住院患者佩戴医学警示手环。

（2）避免不必要的上肢静脉穿刺输液或采血化验，避免在上肢静脉留置针、锁骨下静脉置管或经外周静脉置入中心静脉导管（peripherally inserted central catheter，PICC）等。如确需上肢静脉穿刺，可考虑手背静脉。

（3）对血管条件较差的患者可提前进行束臂锻炼。

（4）对上肢皮肤有病变的患者应尽早给予相应的治疗。

### （二）血管通路建立时机

如果患者选择血液透析作为肾脏替代治疗模式，预计 6 个月内将开始维持性血液透析治疗，建议专科医师进行相关评估，首选建立自体动静脉内瘘（arteriovenous fistula，AVF）。若患者需建立移植物动静脉内瘘（arteriovenous graft，AVG），可在开始透析前 3~6 周建立。对于即穿型人工血管，可推迟至需要接受透析治疗前数小时至数天建立血管通路。尿毒症症状明显、保守治疗难以控制者应尽早实施自体 AVF 或者 AVG 手术。

刘冬梅

# 第五节　血液透析患者的管理

## 一、血液透析的概念及原理

### （一）血液透析的概念

血液透析（hemodialysis，HD）简称"血透"，是最常用的血液净化方法之一。血透是将患者血液与含一定化学成分的透析液分别引入透析器内半透膜的两侧，根据膜平衡原理，经弥散、对流等作用，达到清除患者血液中代谢废物及过多的液体，纠正水、电解质及酸碱平衡紊乱的一种治疗方法。

### （二）血液透析的原理

弥散是在布朗运动作用下，溶质从半透膜浓度高的一侧向浓度低的一侧移动，最后达到膜两侧浓度的平衡。对流是通过膜两侧的压力梯度使溶质随着水的跨膜移动而移动。血透可通过半透膜两侧压力差产生的超滤作用去除患者体内过多的水分。血透能替代肾脏清除代谢废物和维持内环境稳定功能，不能替代肾脏的内分泌功能。

## 二、适应证和禁忌证

### （一）适应证

（1）急性肾损伤。

（2）慢性肾衰竭。

非糖尿病肾病患者 GFR $<$ 10 mL/（min·1.73 m$^2$），糖尿病肾病患者 GFR $<$ 15 mL/（min·1.73 m$^2$）。若出现严重并发症，药物治疗未能有效控制者（如急性左心衰、顽固性高血压），高钾血症、代谢性酸中毒、高磷血症、贫血等，可提前透析。

（3）急性药物或毒物中毒。凡分子量小、水溶性高、与组织蛋白结合率低、能通过透析膜析出的药物或毒物所致的中毒，均可采取透析治疗。

（4）其他疾病如严重的水电解质紊乱和酸碱平衡紊乱，常规治疗难以纠正者。

### （二）相对禁忌证

血液透析无绝对禁忌证。相对禁忌证：颅内出血或颅内压升高、药物难以纠正的严重休克、心力衰竭、心律失常、极度衰竭，活动性出血以及精神障碍不合作者。

## 三、血液透析优缺点

### （一）血液透析的优点

（1）尿毒症毒素清除速度快、清除效果强。

（2）血液透析由护士操作机器完成，患者自己无需操作。

## （二）血液透析的缺点

（1）血液透析对心血管系统影响相对较大。

（2）血液透析出现并发症的风险相对较大。

（3）血液透析依赖血管通路。

## 四、透析装置

透析装置主要包括透析器、透析液、透析机与透析用水的供水系统等。

### （一）透析器

透析器又称"人工肾"，是血液透析溶质交换的场所，由半透膜和支撑材料组成。目前最常用的透析器为空心纤维型，每个透析器由 8 000~12 000 根直径为 200~300 μm 的空心纤维组成。血液透析时，膜内血流方向与膜外透析液方向相反。透析膜是透析器的关键部分，膜的面积、厚度、孔径大小及表面电荷均会影响透析的疗效。此外，血流量和透析液流量也会影响透析的效率。

透析膜孔径大小在一定的范围内，使得膜两侧溶液中的小分子溶质和水分子可自由通过，而大分子（多肽、蛋白质）和血细胞、细菌等则不能通过。血液透析时，血液中的尿素氮、肌酐、$K^+$、$H^+$、磷酸盐等弥散到透析液中，患者所需的物质如 $HCO_3^-$ 等从透析液弥散到血液中而得到补充。因而，血液透析能快速纠正肾衰竭时产生的高尿素氮、高肌酐、高血钾、高血磷、酸中毒等代谢紊乱。同时，通过透析膜两侧的跨膜压力达到清除水分的目的，从而达到人工肾的效果。

### （二）透析液

透析液富含 $Na^+$、$K^+$、$Ca^{2+}$、$Mg^{2+}$、$Cl^-$、$HCO_3^-$ 或乙酸盐等电解质，这些电解质浓度与血液中的正常浓度相近，并确保透析液渗透压与细胞外液相近。

### （三）透析用水与透析机

透析用水用于稀释浓缩透析液，其质量直接影响透析治疗质量和患者的长期预后。透析用水须经过砂滤、炭滤、树脂吸附、反渗、消毒等处理。目前最好的透析用水是超纯水，它不含离子、微粒、有机物，也不含微生物和内毒素。透析机按一定比例用透析用水稀释浓缩的透析液达到生理要求，按设定温度和流量供应透析液，通过调节透析液一侧的负压实现预定超滤量，用血泵维持血流量，用肝素泵调节肝素用量。同时，透析机具备全面的监测功能，能够在透析过程中检测透析液的浓度、温度、流量和压力，以及血流量、血管通路内的压力、透析膜有无破损、静脉管路内有无气泡等关键参数。

## 五、血液透析模式及个性化透析处方选择

### （一）透析模式

1. 常规血液透析

如残余肾功能 eGFR ≥ 5 mL/（min·1.73 m²），每天尿量大于 600 mL，一般状况好，可每周透析 2~3 次，每次透析 4 小时；但每月需监测残余肾功能，随着肾功能下降，逐渐增加透析剂量。eGFR < 5 mL/（min·1.73 m²）的患者，血液透析每周 3 次，每次 4 小时。

2. 每天短时血液透析

每周 6 次，每次 2.0~2.5 小时。

3. 长时间血液透析

每周 3 次，每次 6~8 小时。

4. 增加透析治疗频率或延长透析时间

增加透析治疗频率或延长透析时间适用于透析间期体重增长过多（＞ 5% 干体重）、血压控制差、干体重难以达标或存在严重代谢性疾病（如高磷血症、代谢性酸中毒、高钾血症）的患者。

5. 低通量与高通量透析

在间歇性血液透析治疗中，无论是高通量还是低通量透析，均应使用生物相容性好的透析膜材料。高通量透析增加中分子毒素清除，但相对于低通量血液透析，高通量透析未能改善维持性血液透析患者生存率；各透析中心在权衡

降低心血管死亡的潜在获益、治疗成本及可及性等因素后决定施行低通量透析或高通量透析。

**（二）个性化透析处方选择**

1. 调整透析模式增加体内钠的排出

对于控制食盐摄入难以达标、透析前血清钠浓度较高、透析后口渴明显的患者，采用序贯透析，以增加体内多余钠的排出。

2. 调整透析液钠浓度维持患者体内钠平衡

对于透析前血清钠水平正常高限或升高的患者，可通过测定 3 次透析前患者血清钠浓度，以 3 次平均值乘以 95% 作为个体化透析液钠浓度标准，逐渐递减透析液钠浓度。

3. 个性化透析处方

对于通过上述方法仍不能有效控制透析间期体重增长，或者合并心功能不全或肾素 - 血管紧张素 - 醛固酮系统 / 交感神经反应性不足、透析过程中发生低血压不能有效控制干体重的患者，可采用延长透析时间、增加透析次数或（和）低温透析（透析液温度 34.0~35.5 ℃）、可调钠透析、使用超滤曲线等方式解决；必要时也可采用缓慢持续超滤治疗；尽可能清除患者体内多余的钠和水，达到干体重。

## 六、血液透析操作要点及流程

**（一）血液透析操作流程**

物品准备→开机自检→安装管路及透析器→密闭式管路预充→建立体外循环→血液透析→密闭式回血。

**（二）血液透析操作要点**

操作前，检查并保持透析治疗区干净整洁，患者及陪护人员在候诊区等候，操作护士应洗手、戴口罩。

1. 物品准备

血液透析器、血液透析管路、内瘘患者备穿刺针、无菌治疗巾、生理盐水、碘伏和棉签等消毒物品、止血带、一次性使用手套、透析液等。

2. 开机自检

连接透析机电源，打开机器电源总开关后，按照机器要求完成全部自检程序，严禁简化或跳过自检步骤。

3. 血液透析器和管路的安装

核对患者透析器型号，确保血液透析器及透析管路无破损，外包装完好，且在有效日期。按照无菌原则，按体外循环的血流方向依次安装管路。

4. 密闭式预冲

以普通单人用血液透析机及干膜透析器为例，其操作要点如下。

（1）启动透析机血泵，以 80~100 mL/min 的泵速，用生理盐水排净透析管路和透析器血室（膜内）气体。生理盐水流向：动脉端→透析器→静脉端，不得逆向预冲。

（2）将泵速调至 200~300 mL/min，连接透析液接头与透析器旁路，排净透析器透析液室（膜外）气体。

（3）生理盐水预冲量应严格按照透析器说明书中的要求；若需要进行闭式循环或肝素生理盐水预冲，应在生理盐水预冲量达到后再进行。

（4）预冲生理盐水直接流入废液收集袋中，废液收集袋置于机器液体架上，不得低于操作者腰部以下。不建议将预冲生理盐水直接流入开放式废液桶中。

（5）预冲完毕后根据医嘱设置治疗参数。

5. 建立体外循环（上机）

透析器及管路预冲完毕，安排患者有序进入透析治疗区。

查对姓名、床号→血管通路准备→设置血泵流速 50~100 mL/min →连接动脉端→打开血泵→连接静脉端→开始透析治疗→测量生命体征→记录透析机参数。

6.血液透析中的监测

（1）体外循环建立后，立即测量血压、脉搏，询问患者有无不适并详细记录在血液透析记录单上。

（2）二次自我查对。①按照体外循环血流方向的顺序，依次查对体外循环管路系统各连接处和管路开口处，未使用的管路开口应使用保护帽并夹闭管夹。②根据医嘱查对机器治疗参数。③治疗开始后，应对机器控制面板和按键部位等高频接触部位进行消毒擦拭。

（3）双人查对。由其他护士同时再次查对上述内容，并在治疗记录单上签字。

（4）血液透析治疗过程中，至少每小时需要：①询问患者有无不适；②观察患者神志状态、机器压力监测及治疗参数、穿刺针及管路固定等是否正常；③测量生命体征，并准确记录。

（5）如果患者血压、脉搏等生命体征出现异常变化，应随时监测，必要时进行心电监护。

7.回血下机

以密闭式回血为例，操作要点如下。

（1）调整血液流量至 50~100 mL/min。

（2）打开动脉端预冲侧管，使用生理盐水将存留在动脉侧管内的血液回输 20~30 秒。

（3）关闭血泵，靠重力将动脉端近心侧管路的血液回输入患者体内。

（4）夹闭动脉管路夹子和动脉穿刺针处夹子。

（5）打开血泵，用生理盐水全程回血。回血过程中，可使用双手左右转动滤器，但不得用手挤压静脉端管路。回血过程中禁止管路从安全夹中强制取出。

（6）夹闭静脉管路夹子和静脉穿刺针处夹子。

8.拔针

先拔出动脉端穿刺针，再拔出静脉端穿刺针，放入透析专用锐器盒或大容量锐器盒中，注意避免针刺伤和血、液体滴洒。压迫穿刺部位 2~3 分钟，用弹力绷带或胶布加压包扎动、静脉穿刺部位。

9. 排液

操作者通过机器的污水管道排空血液透析器膜内、膜外及其管路内的液体（机器具有自动废液排放功能，按照机器要求进行排空；没有自动排放功能的机器应通过透析器膜内外压力差的方式，进行人工密闭式排放），排放完毕后，将体外循环管路、滤器取下，就近放入医疗废弃物容器内，封闭转运。

10. 擦拭机器

排液完毕后，擦拭机器，结束后脱去手套并洗手。

11. 透析后检查

嘱患者平卧 10~20 分钟后，依次进行以下操作：①检查动、静脉穿刺针部位无出血或渗血后松开包扎带；②测量生命体征；③听诊内瘘杂音。

12. 整理用物

整理用物，记录治疗单，签名。

13. 嘱咐患者注意事项

如患者生命体征平稳，穿刺部位无出血，内瘘杂音良好，则向患者交代注意事项，测量体重，送患者离开血液净化中心。

## 七、血液透析患者的管理要点

### （一）初始血液透析管理

1. 透析前感染指标及凝血状态评估

（1）感染指标

首次透析前或新转诊到透析中心时的患者，应检测乙型和丙型肝炎病毒、HIV 和梅毒血清学指标，以决定透析治疗分区及安排血液透析机。

（2）凝血状态

评估患者出血性疾病发生风险，临床上血栓栓塞性疾病发生的风险及凝血指标的监测及评估，如血小板、凝血酶原时间（prothrombin time，PT）、活化部分凝血活酶时间（activated partial thromboplastin time，APTT）和抗凝血酶活性等，根据结果选择合适的抗凝剂。

**2. 初始透析处方**

开始的 3~5 次血液透析容易出现失衡综合征，需要逐渐增加透析剂量，此称为诱导透析。初始透析处方如下：

（1）透析时间。建议首次透析时间不超过 2.5 小时，以后逐渐延长透析时间，直至达到常规设定的透析时间。

（2）血流速度。首次血液透析血流速度宜适当减慢，可设定为 150~200 mL/min。以后根据患者状况逐渐调快血流速度，数值通常是患者体重（kg）的 4 倍。

（3）透析器膜面积。首次透析可选择膜面积小（1.3~1.5 m²）的透析器，以减少失衡综合征的发生。进入维持透析期后，为保证透析充分性，推荐尽可能使用较大膜面积的透析器。

（4）透析液流速。通常设定为 500 mL/min，如首次透析中发生严重失衡表现，可调低透析液流速。

（5）透析液成分。参照透析室常规应用，可依据患者透析前容量负荷、血压控制情况以及血 $Na^+$、$K^+$、$Ca^{2+}$ 水平，个体化调整透析液 $Na^+$、$K^+$ 和 $Ca^{2+}$ 浓度。

（6）透析液温度。常设定为 36.5 ℃，可根据患者实际情况个体化调整。

（7）确定超滤量和超滤率。根据患者容量状态及心肺功能、尿量、血压等情况设定透析超滤量和超滤率。在 1~3 个月内逐步使透后体重达到"干体重"。无容量负荷过重及严重高血压的患者，建议不设超滤量；有容量负荷过重和严重高血压患者，建议每次透析超滤量低于 4% 体重，超滤率 < 0.15 mL/（kg·min）。若患者存在严重周围水肿、急性肺水肿等情况，需要提高超滤量和超滤率。

（8）透析频率。诱导透析期内为避免失衡综合征，建议适当增加每周透析次数。根据患者透前残余肾功能，可采取初始透析第 1 周透析 3~5 次，而后根据治疗反应及残余肾功能、机体容量状态等，逐步过渡到每周透析 2~3 次。

（9）抗凝剂选择。血液透析治疗的抗凝方法主要有：

①普通肝素，适用于无出血倾向和无显著的脂质代谢及骨代谢异常的患者。一般首剂量为 37.5~62.5 U/kg（0.3~0.5 mg/kg），于透析前 10 分钟注入体内。在透析过程中，用肝素泵持续追加 625~1 250 U/h（5~10 mg/h），并在透析结束前 30~60 分钟停用肝素。根据 ACT 或 APTT，调整肝素用量。

②低分子肝素，一般透析开始时静脉注射 60~80 IU/kg 低分子肝素，透析过程中无须追加剂量。有条件的单位应检测血浆抗凝血因子 Xa 活性，并根据测定结果调整剂量。

③枸橼酸钠，适用于有高危出血倾向、不宜使用肝素的患者。枸橼酸的使用浓度为 4.0%~46.7%。以临床常用的 4% 枸橼酸钠为例，将 4% 枸橼酸钠 180 mL/h 从透析管滤过器前持续输入，络合体外循环中的钙离子；在静脉端将 10% 氯化钙生理盐水以 40 mL/h 输入或 10% 葡萄糖酸钙以 25~30 mL/h 输入，补充回心血中的钙离子。除监测 ACT、APTT 外，此法需要动态监测滤器后的游离钙离子浓度控制为 0.25~0.35 mmol/L，患者体内外周血的游离钙离子浓度为 1.0~1.35 mmol/L，并据此相应调整枸橼酸钠和氯化钙生理盐水的输入速度。

④阿加曲班，适用于存在活动性出血或明显出血倾向的患者，而肝功能障碍者不宜使用。一般首剂量为 250 μg/kg，追加剂量为 2 μg/（kg·min），或 2 μg/（kg·min）持续在动脉端输注，透析结束前 20~30 分钟停止给药，并依据 APTT 时间调整剂量。

⑤甲磺酸萘莫司他，具有强效的抗凝活性，半衰期为 5~8 分钟，对体内凝血功能影响较小，因此是体外循环局部抗凝的新型抗凝剂，尤其适用于存在出血风险和活动性出血的患者。以 5% 葡萄糖注射液溶解甲磺酸萘莫司他后，再加入 0.9% 生理盐水中，以 20~40 mg/L 浓度进行预充，预充量一般为 1~3 L。在体外循环开始的同时，以 20~50 mg/h 持续在动脉端泵入。根据患者体内、外 ACT 或 APTT，调整甲磺酸萘莫司他用量。

⑥无抗凝剂透析，适用于有明显出血、高危出血倾向的患者。视出血情况可先用肝素预冲管路，即 500 U/dL（4 mg/dL）的肝素生理盐水预冲透析器 20 分钟，使用前排尽含肝素的预冲液，再用 500 mL 生理盐水冲净透析器。透析时视情况每 30~60 分钟用 100~200 mL 生理盐水冲洗管路和透析器，同时观察

体外循环有无凝血情况。

### （二）透析充分性评估

狭义透析充分性是指透析对小分子溶质的清除，常以尿素为代表，即尿素清除指数（urea clearance index，Kt/V）［包括单室 Kt/V（spKt/V）、平衡 Kt/V（eKt/V）和每周标准 Kt/V（std-Kt/V）］和尿素下降率（urea reduction rate，URR）。小分子常用指标为 spKt/V 和 URR。中、大分子毒素清除水平以 $\beta_2$ 微球蛋白（$\beta_2$-Microglobulin，$\beta_2$-MG）为指标。建议单次血液透析目标为：spKt/V $\geqslant$ 1.2，URR 达到 65%；条件允许时 spKt/V $\geqslant$ 1.4，URR 达到 70%。有条件的机构可以把 $\beta_2$-MG 纳入到日常血液透析质量控制与管理范畴内，建议单次血液透析 $\beta_2$-MG 降低 $\geqslant$ 30%，理想上降低 $\geqslant$ 50% 或膜清除率 > 20 mL/min。初始透析阶段建议根据患者状况设定个体化目标。广义透析充分性是指患者通过透析治疗达到并维持良好的临床状态。

临床评估：原则上患者应处于容量、酸碱、电解质及钙磷代谢平衡状态。评估有无尿毒症毒素蓄积症状：如恶心、呕吐、失眠、不宁腿综合征等；评估有无水钠潴留所导致的相关临床表现或生化异常：包括高血压、体重变化、水肿、心力衰竭等，有条件医疗机构可进行生物电阻抗分析。

### （三）血液透析患者并发症的管理

#### 1.透析中低血压

透析中低血压一般指血液透析中患者收缩压下降 20 mmHg 以上，或平均动脉压降低 10 mmHg 以上，并出现需要进行医学干预的临床症状或体征。血液透析中低血压发生率为 20%~30%。频繁发生低血压与残余肾功能快速丢失相关。

（1）临床表现：患者可出现恶心、呕吐、胸闷、面色苍白、出冷汗、头晕、心悸，甚至一过性意识丧失等症状，这些症状多在血液透析治疗时第 3~4 小时发生。

（2）预防措施。

①准确评估患者干体重。

②低盐饮食，控制透析间期水分摄入。

③调整降压药物。

④采用序贯透析。

⑤延长透析时间。

⑥采用可调钠、可调透析液温度的透析方式。

（3）处理措施。

①立即停止超滤，协助患者头低脚高位或平卧位。

②输注生理盐水或高渗葡糖溶液等。

③监测血压变化，必要时使用升压药，若血压仍不能回升，需停止透析。

2. 透析失衡综合征（dialysis disequilibrium syndrome，DDS）

DDS 是指发生于透析中或透析后早期，以脑电图异常及出现全身和神经系统症状为特征的急性并发症。

（1）临床表现。轻者可表现为头痛、恶心、呕吐、躁动、癫痫发作、反应迟钝，重者出现抽搐、意识障碍，甚至昏迷；脑电图表现为脑电波强度异常增加，脑脊液 pH 值下降，$HCO_3^-$ 浓度降低，二氧化碳分压升高。

（2）预防措施。

①首次透析患者。避免短时间内快速清除大量溶质，血清尿素氮下降控制在 30%~40%。建议采用低效透析方法，包括减慢血流速度、缩短每次透析时间（每次透析时间控制在 2~3 小时）、应用面积较小的透析器等。

②维持性透析患者。采用钠浓度曲线透析液序贯透析可降低 DDS 的发生。另外，规律和充分透析、增加透析频率、缩短每次透析时间等对预防 DDS 有益。

（3）处理措施。

①轻者，仅需减慢血流速度，以减少溶质清除，减轻血浆渗透压和 pH 值过快变化。对伴肌肉痉挛者可同时输注高渗盐溶液或高渗葡萄糖，如经上述处理仍无缓解，则终止透析。

②重者，建议立即终止透析，并作出鉴别诊断，排除脑血管意外，同时输注甘露醇。之后根据治疗反应给予其他相应处理。DDS 引起的昏迷一般于 24 小时内好转。

3. 透析器反应

临床分为 A 型反应（过敏反应型）和 B 型反应两类。其防治程序分别如下。

（1）A 型透析器反应。主要发病机制为快速的变态反应，常于透析开始后 5 分钟内发生，少数迟至透析开始后 30 分钟。依据反应轻重可表现为皮肤瘙痒、荨麻疹、咳嗽、喷嚏、流清涕、腹痛、腹泻，甚至呼吸困难、休克、死亡等。一旦考虑 A 型透析器反应，采取处理措施如下。

①立即停止透析，夹闭血路管，丢弃管路和透析器中血液。

②给予抗组胺药、激素或肾上腺素进行药物治疗。

③如出现呼吸循环障碍，立即予心脏呼吸支持治疗。

（2）B 型透析器反应。常于透析开始后 20~60 分钟出现。其发作程度常较轻，多表现为胸痛和背痛。予鼻导管吸氧及对症处理即可，常无须终止透析。

（3）预防措施。

①透析前充分冲洗透析器和透析管路。

②选用蒸汽或 γ 射线消毒透析器和透析管路。

③选择复用透析器或生物相容性好的透析器可预防部分 B 型透析器反应。

④高危人群可于透前应用抗组胺药物。

4. 其他反应

其他反应如心律失常、透析器破膜、体外循环凝血、出血、发热、栓塞等。

**（四）患者教育**

由于维持性透析期患者并发症的高发性，患者不可避免地承担起自我管理的责任。建议医护人员加强对患者的血液透析相关并发症知识及自我管理等方面的患者教育，鼓励他们积极参与疾病的管理活动，加强医患沟通和患者随访，以助患者不断增强自我管理疾病的能力，并发展以"患者为中心"的医疗干预措施。在大数据背景下，建议开展研究以建立标准化信息随访工具，优化患者管理，改善患者预后。

刘冬梅

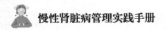

# 第六节　腹膜透析患者的管理

## 一、概念及原理

### （一）腹膜透析的概念

腹膜透析（peritoneal dialysis，PD）简称"腹透"，是慢性肾衰竭患者最常用的替代疗法之一，是指利用腹膜的半透膜特性，将适量透析液引入腹腔并停留一段时间，借助腹膜毛细血管内血液及腹腔内透析液中的溶质浓度梯度和渗透梯度进行水和溶质交换，以清除蓄积的代谢废物，纠正水、电解质、酸碱平衡紊乱。常见的腹膜透析方式包括：持续非卧床腹膜透析（continuous ambulatory peritoneal dialysis，CAPD）、间歇性腹膜透析（intermittent peritoneal dialysis，IPD）、持续循环腹膜透析（continuous cycle per-itoneal dialysis，CCPD）、夜间间歇性腹膜透析（nocturnal intermittent peritoneal dialysis，NIPD）和潮式腹膜透析（tidal peritoneal dialysis，TPD）等。目前以双连袋可弃式"Y"形管道系统（简称"双联系统"）的持续非卧床腹膜透析在临床应用最广。

### （二）腹膜透析原理

1. 弥散

在腹膜透析过程中，尿毒症毒素随着浓度梯度从腹膜毛细血管（浓度较高）弥散到腹透液（浓度较低）中，而腹透液中的葡萄糖、乳酸盐、钙浓度较血液内的浓度高，透析时则由腹透液向血液弥散。

2. 超滤

腹透液具有相对的高渗透性，可引起血液中水的超滤，同时伴有溶质的转运。

## 二、腹膜透析适应证和禁忌证

### （一）适应证

适应证同血液透析，如有下列情况更适合腹膜透析：有较好残存肾功能者、老年人、儿童或原有心、脑血管疾病或心血管系统功能不稳定、血管条件差或反复血管造瘘失败、凝血功能障碍以及有明显出血倾向者。

### （二）禁忌证

1. 绝对禁忌证

各种腹壁、腹膜及腹腔严重病变，导致腹膜透析管置入困难、腹膜的超滤和溶质转运功能降低或腹膜透析无法进行。

2. 相对禁忌证

腹腔内有新鲜异物（如腹腔内血管假体术后早期）；腹部手术3天内，腹腔置有外科引流管；腹腔有局限性炎性病灶；肠梗阻；椎间盘疾病；严重全身性血管病变致腹膜滤过功能降低；晚期妊娠、腹内巨大肿瘤、巨大多囊肾；严重肺功能不全；硬化性腹膜炎；不合作者或精神障碍者；过度肥胖或严重营养不良、高分解代谢等。

## 三、腹膜透析的优缺点

### （一）腹膜透析的优点

（1）更适用于合并心血管疾病，如心力衰竭、顽固性高血压的患者。

（2）适合残余肾功能较好的患者。

（3）对中分子尿毒症毒素的清除效果相对较好。

（4）经培训后患者可自己在家完成腹膜透析，只需定期到医院复诊。

### （二）腹膜透析的缺点

（1）患者自身操作可能引起腹膜透析相关感染，包括腹膜透析相关腹膜炎、出口感染和隧道感染等，影响透析充分性，甚至导致感染性休克。

（2）透析效果依赖患者自身腹膜功能。

（3）腹膜透析会增加营养不良的发生风险。

## 四、腹膜透析的装置

### （一）腹膜透析导管

好的腹膜透析导管要符合以下条件：能够提供足够的透析液流入和流出的速度；能够被安全置入对人体无害；某些设计使出口感染的发生率最低等。

1. 急性导管

急性导管是直的、相对较硬的导管，其长 25~30 mm，直径 3 mm。可在床边置入，但建议保留时间小于 3 天。若长期应用，可能极大增加腹膜炎、导管失功、肠穿孔的危险性，所以此类急性导管的使用越来越少，即使在急性肾衰竭的患者中，通常也使用慢性导管。

2. 慢性导管

标准的慢性导管由柔软材料制成，如硅胶或聚氨基甲酸乙酯等，是目前应用最多的腹透管材料。目前使用最广泛的是双 cuff 的 Tenckhoff 直管。

（1）Tenckhoff 导管。Tenckhoff 导管采用硅胶管，具有质地柔软、可弯曲、组织相容性好的特点。临床常用的腹膜透析管类型包括 Tenckhoff 直管、Tenckhoff 曲管、鹅颈式腹膜透析管等。Tenckhoff 直管应用最广泛，管长约 42 cm，管外径 4.6 mm，内径 2.6 mm，由腹腔内段、皮下隧道段和腹部皮肤外段三部分组成。腹腔内段末端有 1 个端孔和 60~110 个直径为 1 mm 的侧孔开口，以便于液体引流。皮下隧道段两端各有 1 个涤纶套，分别固定于腹膜外和皮下隧道的近皮肤出口处，起固定管道、防止感染作用，腹部皮肤外段末端的钛接头与短管相连，短管另一端通过连接系统与腹透液相连。

（2）鹅颈式腹膜透析导管，更适合肥胖或腹部造瘘的患者。

（3）提柄式导管，又称"Cruz 导管"。其透析液流出的速度比一般的硅胶管大，更适合肥胖患者。

（4）Moncnef-Popovich 导管。

## （二）腹膜透析液

腹膜透析液主要由渗透剂、缓冲液、电解质三部分组成。渗透剂常采用葡萄糖，以维持腹透液的高渗透压。缓冲液常采用乳酸盐，用于纠正酸中毒。电解质的组成和浓度与正常血浆相近。腹透液应无菌、无毒、无致热原，可根据病情适当加入药物，如抗生素、肝素等。

### 1. 腹透液容量

成人使用的 CAPD 腹透液容量规格有 1.50 L、2.00 L、2.25 L、3.50 L 和 3.00 L，但透析液袋中的实际容量通常会多约 100 mL 用于操作时冲洗管路。标准容量通常为 2.00 L，但国外 2.50 L 袋的使用也很广泛。自动腹膜透析（automated peritoneal dialysis，APD）的透析液成分与 CAPD 相同，容量有 2.00 L 的，也有更大容量的（如 5.00 L）。

### 2. 葡萄糖腹膜透析液

葡萄糖是腹透液最常用的渗透剂，其浓度规格可为 1.50%、2.50% 和 4.25%，其中含有的无水葡萄糖浓度分别为 1.36%、2.27% 和 3.86%，其渗透压分别约为 345 mOsm/L、395 mOsm/L 和 484 mOsm/L。透析液 pH 为 5.2。

### 3. 非葡萄糖腹膜透析液

（1）艾考糊精腹膜透析液。艾考糊精腹透液是以 7.5% 艾考糊精（一种多聚葡萄糖）为渗透剂，pH 为 5~6，渗透压为 284 mOsm/L，由于其分子量大，腹腔保留后很少被人体吸收，长时间留腹仍能保持恒定的超滤量，主要用于那些 CAPD 夜间长时间留腹或 APD 白天需长时间留腹的患者，尤其适用于超滤衰竭的患者。通常每天使用一次。

（2）氨基酸腹膜透析液。目前常用 1.1% 的氨基酸作为渗透剂，pH 为 6.6，渗透压为 365 mOsm/L。1.1% 氨基酸腹透液产生的超滤相当于 1.5% 的葡萄糖腹透液。对于营养不良的患者，推荐每天使用一袋氨基酸腹透液，有利于营养的补充，对过多使用可能引起酸中毒和尿素的升高。这些副作用可通过口服碱剂及增加透析频率解决。

（3）碳酸氢盐腹膜透析液体。以碳酸氢盐代替乳酸盐作为缓冲剂，碳酸氢盐腹膜透析液体的 pH 为 7.4，生物相容性良好。适用于使用酸性腹膜透析液时感觉不适或有灌注痛的患者。

## 五、置管方式的选择

腹膜透析管植入有 3 种方法：直视手术切开法、腹腔镜法和经皮穿刺置管法。目前我国多数腹膜透析中心采用直视手术切开法置管和经皮穿刺置管。腹腔镜置管法多用于既往有腹部手术史或漂管史的患者。

## 六、置管术后的护理

### （一）腹膜透析置管术后早期的护理

（1）鼓励患者术后早期下床活动，以减少腹膜透析液引流不畅。

（2）术后导管应制动以利于导管出口处的愈合，减少渗漏、功能不良及导管相关感染的发生率。

（3）术后 12 小时后可使用第一代或第二代头孢菌素 1~2 g。

（4）在出口完全愈合之前，应使用透气性好的无菌纱布覆盖出口，通常待伤口拆线时再行清洁换药。如遇渗液、出汗较多、感染或卫生条件不良时，应加强换药。换药应由受过训练的专业人员严格按照无菌要求操作。

### （二）导管及出口处的护理

（1）进行出口处护理时应戴帽子和口罩，操作前用七步洗手法洗手。

（2）定期使用生理盐水清洗隧道出口，再用含碘消毒液消毒隧道出口皮肤，最后用无菌纱布覆盖。对于无感染的出口，也可不用生理盐水清洗，但每周至少应消毒 1 次。

（3）保持导管出口处干燥。

（4）无论在伤口感染期或愈合期均不应行盆浴和游泳。淋浴时应注意保护出口处，淋浴完毕后出口处应及时清洗、消毒。

（5）术后2周内应特别注意导管固定，否则可导致出口处损伤和愈合不良。应使用敷料或胶布固定导管，在进行各项操作时注意不要牵扯导管。

（6）导管及外接短管应紧密连接，避免脱落。

（7）在进行导管及外接短管护理时不可接触剪刀等锐利物品。

（8）外接短管使用6个月必须更换，如有破损或开关失灵时应立即更换。如果患者在居家透析时出现导管或外接短管损伤或渗液，应嘱其终止透析，夹闭管路，立即到腹膜透析中心就诊处理。

（9）碘液微型盖（碘伏帽）一次性使用，无需使用消毒剂，不可用碘伏直接消毒短管。导管也不可与乙醇制剂接触。

## 七、腹膜透析操作流程及要点

下面以CAPD操作流程为例，进行阐述。

### （一）腹膜透析操作流程

腹膜透析操作流程为：准备→连接→引流→冲洗（排气）→灌注→分离。

### （二）腹膜透析操作要点

1. 准备

（1）清洁操作台。

（2）准备所需物品，包括提前预热至37 ℃的透析液，碘伏帽，蓝夹子，输液架或高架子。

（3）戴帽子、口罩，用七步洗手法洗净双手。

（4）检查腹透液的有效期、批号及浓度，并观察腹透液是否澄清透明；撕开透析液外袋检查接口拉环、管路、易折阀门杆和透析液袋是否完好无损，挤压检查透析液袋是否有渗漏。

（5）取出患者身上的短管确保短管处于关闭状态。

2. 连接

（1）用一手拇指和食指抓握好短管后将双联系统Y形管夹在中指与无名指之间，握紧。

（2）另一手拉开接口拉环，注意手不要碰触接口。

（3）取下短管上的碘伏帽弃去，注意手不要碰触短管外口。

（4）迅速将双联系统与短管相连，拧紧。

3. 引流

（1）把腹透液悬挂在输液架或高架子上，用蓝夹子夹闭入液管路，将废液袋放在低垂位置。

（2）打开短管开关开始将腹腔中的液体引流到废液袋里，注意观察引流液是否浑浊。

（3）引流完毕后关闭短管开关，用另一个蓝夹子夹闭出液管路。

4. 冲洗（排气）

（1）首先要确定短管开关是处于关闭状态。

（2）而后将透析液袋的易折阀门杆折断，打开出液管路上的蓝夹子，观察到新鲜的腹透液流到废液袋里，5 秒后确认气体排尽，用蓝夹子夹闭出液管路。

5. 灌流

打开短管开关开始灌注，这时新鲜的透析液进入腹腔。大约 10 分钟灌注结束后关闭短管开关，再用蓝夹子夹闭入液管路。

6. 分离

（1）检查碘伏帽的有效期，撕开碘伏帽的外包装备用。

（2）将短管与双联系统分离。

（3）取出并检查小帽子内部的海绵是否有碘伏浸润。

（4）将短管口朝下，旋拧碘伏帽盖至完全密合。

（5）称量透出液并记录。将引流出来的透析废液倒入马桶，并丢弃废液袋。

## 八、腹膜透析相关并发症管理

### （一）腹膜透析液渗漏

（1）置管术后导管应注意固定良好，避免牵拉，以利于导管出口处愈合，减少渗漏发生。

（2）对新透析患者，可考虑延缓透析 1~3 周。

（3）对已开始腹膜透析患者，可考虑暂时行血液透析或减少透析液交换量以减轻腹压。

（4）对反复发生透析液渗漏的患者需考虑外科修补，外科修补失败或不接受手术者，考虑拔除透析管。

### （二）透析液引流不畅

（1）患者术后注意保持大便通畅，避免在床上做屈膝、深蹲等动作。鼓励年轻及体质较好者在术后保持正常活动，有利于减少腹透液引流不畅的发生。

（2）针对不同原因需采取不同措施，包括使用含肝素的液体进行冲洗以缓解血凝块和纤维蛋白凝块；改变体位以增加引流量；外科手术解除大网膜包裹等。

### （三）疝

一般在透析治疗前和腹膜透析置管术同期行外科修补术，术后需避免便秘和提重物等，同时需减少透析液交换量至少 1 周。

### （四）腹膜超滤衰竭

当 4.25% 葡萄糖腹膜透析液留腹 4 小时后引流，超滤量小于 400 mL 称为超滤衰竭。针对超滤衰竭的原因进行处理，同时控制水盐摄入、调整透析方案以维持容量平衡，必要时可联合血液透析或转为血液透析治疗。

### （五）腹膜透析相关感染

腹膜透析相关感染并发症包括腹膜透析相关性腹膜炎和导管相关感染。

1. 腹膜透析相关感染的预防

（1）推荐常规检查腹膜透析液和导管出口部位的感染。

（2）推荐采用双联 - 双袋透析液系统，在灌液前冲洗进行 CAPD 治疗。

（3）推荐患者和（或）护理人员定期接受操作技术更新的培训，如无菌操作技术未达标者则需强化培训。

（4）建议腹膜透析管置入前 1 小时预防性使用第一代头孢菌素抗生素。

2. 腹膜透析相关性腹膜炎

（1）诊断。腹膜透析患者具备以下 3 项中的 2 项或以上可诊断腹膜炎。

①腹痛、腹水浑浊，伴或不伴发热。

②透出液白细胞计数 $> 100 \times 10^6/L$，中性粒细胞比例 $> 50\%$。

③透出液培养存在病原微生物。

（2）治疗。

①起始经验性治疗。应使用可覆盖革兰氏阳性菌和革兰氏阴性菌（包括铜绿假单胞菌）的抗生素治疗腹膜炎，并根据本地区常见的致病菌谱和药物敏感情况，结合患者既往腹膜炎病史选择药物，直到获得细菌培养和抗生素药敏结果。

②建议腹腔内使用抗生素。可采用连续给药（每次腹膜透析液交换时均加药）或间歇给药（每天或每间隔若干天，仅在一次腹膜透析液交换时加药）的方式。

③后续治疗。在获得透出液微生物培养和药敏试验结果后，据此调整抗生素的使用。抗感染疗程至少需要 2 周，重症或特殊感染需要 3 周甚至更长时间。

（3）导管相关感染。

①诊断标准。导管相关感染的临床表现为局部疼痛、肿胀、结痂、红斑、浆液性分泌物或脓性分泌物等，一旦出现脓性分泌物即可诊断为感染。建议用拭子采集样本做细菌培养。

②治疗。

a. 发现导管相关感染后可立即开始经验性抗感染治疗，也可在完成分泌物微生物培养及药敏试验后根据结果开始治疗。

b. 一般治疗包括加强局部护理和使用抗生素乳膏。感染严重者可将纱布用高渗盐水浸湿，缠绕在导管周围湿敷 15 分钟，每天 1~2 次。

c. 经验性抗感染治疗建议选择金黄色葡萄球菌敏感的抗生素，如果患者有铜绿假单胞菌感染导管史，所用抗生素的抗菌谱也要覆盖该菌。

d. 获得分泌物培养及药敏结果后调整抗生素的使用。除非致病菌为耐甲氧西林金黄色葡萄球菌（methicillin-resistant staphylococcus aureus，MRSA），一般给予口服抗生素治疗。

e.难治性隧道感染通常需要拔管并剥除皮下涤纶套，这可能有利于治疗难治性隧道感染。在皮下涤纶套剥除后应继续抗感染治疗。

刘冬梅

# 第七节　肾移植患者的管理

## 一、肾移植的概念及现状

### （一）肾移植概念

肾移植，即将供肾移植于受体的髂窝部，并将移植肾动脉与受者髂外动脉端侧或髂内动脉端端吻合、移植肾静脉与受者髂外静脉端侧吻合、输尿管再植于膀胱。目前肾移植手术已标准化。

### （二）肾移植分类

肾移植按供肾来源可分为自体移植、同种异体肾移植和异种移植。本文中的"肾移植"特指同种异体肾移植，指将供者的肾脏移植给有肾脏病变并丧失肾脏功能的患者。同种异体肾移植分为尸体肾移植、亲属活体肾移植和脑／心脏死亡器官捐献肾移植。目前我国已全面停用尸体肾移植，大力提倡器官捐献。亲属活体肾移植是家庭自救的方式之一，是我国尿毒症患者非常重要的治疗手段。

### （三）国内外肾移植现状

肾移植早期面临着巨大的手术和科学挑战，仅在发达国家的一些学术中心开展。但随着手术的成功率提升，该技术逐渐发展为世界各地医疗服务的常规项目。受宗教和文化传统差异的影响，全球移植界对使用活体捐赠器官和尸体器官的态度存在明显差异。捐赠器官短缺意味着肾移植可能会向着不良的商业

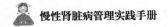

方向发展。

（1）供肾来源的严重短缺是限制国内外肾移植发展的一大瓶颈。

（2）器官捐献的无偿自愿原则与市场趋利性之间的矛盾，催生器官黑市交易现象，由此产生了诸多肾移植相关的伦理和法律难题。

（3）肾移植前尿毒症患者透析质量有待提高。虽然近年来肾移植前尿毒症患者透析质量逐步上升，但与日本、欧洲等地相比，我国仍有一定差距。

（4）肾移植术后患者对规律随访的重要性认识不足。随着移植肾功能逐渐恢复，肾移植后患者会逐渐减少对移植肾的关注，部分患者甚至自认为掌握了足够的肾移植相关知识，从而导致遵医嘱行为变差，甚至自行判断病情，不来院规律随访，最终导致移植肾功能丧失。

## 二、适应证及禁忌证

### （一）肾移植的适应证

（1）心肺功能良好能耐受手术者。

（2）年龄在 65 岁以下全身状况良好者，但年龄绝非必需因素。

（3）各种原因导致的不可逆终末期肾病者。

（4）活动性消化性溃疡但术前已治愈者。

（5）活动性肝炎但已控制肝功能正常者。

（6）新发或复发恶性肿瘤经手术等治疗后稳定 2 年以上无复发者。

（7）结核患者术前经正规结核治疗明确无活动者。

（8）无精神障碍和药物成瘾者。

### （二）肾移植的禁忌证

肾移植的禁忌证可分为绝对禁忌证和相对禁忌证。

1. 绝对禁忌证

（1）近期心肌梗死者。

（2）体内有活动性慢性感染病灶（如活动期结核病、活动性消化性溃疡、泌尿系统感染、透析通路感染及获得性免疫缺陷综合征及肝炎病毒复制期）者，不能考虑肾移植。因移植术后应用免疫抑制药和糖皮质激素时，感染疾病可能迅速恶化。

（3）未经治疗的恶性肿瘤，或已经发生转移或 2 年以内的患者禁忌行肾移植手术。

（4）持久性凝血功能障碍（如血友病）的患者。

（5）进行性代谢性疾病（如草酸盐沉积症）的患者。

（6）伴发其他重要脏器终末期疾病（如心、肺、肝衰竭等，器官联合移植除外）的患者。

（7）尚未控制的精神疾病患者。

（8）当肾脏疾病是全身疾患所引起的局部表现时，不能考虑肾移植。因为这一疾病将可能蔓延到移植的肾脏，造成移植肾脏失去功能，如淀粉样变性，结节性动脉周围炎和弥漫性血管炎等。

2. 相对禁忌证

（1）过度肥胖或严重营养不良。除极端肥胖的受者外，肥胖几乎不影响受者移植肾的存活率。但肥胖者术后伤口感染、切口裂开、疝形成等发生率升高。

（2）癌前期病变者。

（3）依从性差者。

（4）酗酒和药物成瘾的患者。要求此类患者在移植前 6 个月内没有任何该物质的摄入。

（5）严重周围血管病变者。应仔细筛查其是否存在髂动脉病变和腹主动脉瘤。

3. 移植肾前切除原有病肾

（1）顽固性高血压降压药物治疗无效者。

（2）双肾患有肿瘤者。

（3）严重的肾盂肾炎、细菌尿存在者。

（4）多囊肾体积巨大或伴有感染、严重高血压和血尿者。

（5）大量蛋白尿引起低蛋白血症水肿者。

## 三、肾移植患者术前的管理

### （一）肾移植患者的心理和经济准备

肾移植术成功与否取决于很多因素，主要包括肾移植患者的选择、术前准备、供肾的质量及肾移植术后并发症的处理等，其中肾移植患者的准备尤为重要。肾移植患者除了各项指标应符合手术指征，也必须有强烈的移植愿望和信念，主动了解术前配型流程和手术风险规避措施，并取得家属的支持。同时患者应调整好自身心理状态，积极配合医护人员进行术前的各项诊疗和安排，以健康和稳定的心态迎接手术。同时，肾移植患者的家庭经济状况也是一个需要重点考虑的因素。术前的准备、手术费用、术后的复查和长期服用免疫抑制药物均需要资金支撑，因此肾移植患者需做好相应的经济准备。

### （二）肾移植术前的检查

1. 肾移植术前患者和供体的免疫配型检查

术前的配型检查包括血型检查、淋巴细胞毒性试验、人类白细胞抗原系统和群体反应性抗体检查等。

2. 术前常规检查

（1）病史询问。询问患者一般情况，包括引起肾功能衰竭的原发疾病以及疾病的病程；既往和当前的呼吸道疾病、心血管病、胃肠道疾病等病史；有无出血倾向；有无输血史、手术史、妊娠史、既往移植史等。

（2）体格检查。检查患者的生命体征和心肺功能、腹部（特别是手术相关部位）、血管情况和感染相关情况（包括腹膜透析管感染、深静脉置管感染、隧道感染）等。如有感染病灶，应进行相关的细菌培养并使用抗生素消除现有或潜伏的感染病灶。女性应行妇科检查，男性应行常规的前列腺检查。

（3）实验室和影像学检查。实验室检查包括血常规、血型、凝血象、血液生化、免疫学、肿瘤标志物和尿常规检查等；影像学检查包括 X 线片、超声心动图、腹部和双侧髂血管动静脉彩色多普勒等，以充分评估患者手术风险。

3. 术前充分透析

肾移植术前充分的透析治疗对移植手术的成功和移植肾功能的早期恢复有着极其重要的影响。特别是术前末次的血液透析，术前 24 小时内的透析治疗可除去体内血清中过多的毒素，减轻水钠潴留，保持机体内环境相对稳定，纠正水电解质代谢紊乱和酸碱平衡紊乱，使术中患者生命体征波动小，提高手术耐受力，减少术后并发症，有利于术中麻醉和术后恢复。

## 四、肾移植患者术后的管理

### （一）术后护理评估

术后护理评估包括生命体征、疼痛评估、自理能力评估、跌倒/坠床高危、压疮高危、营养评估、导管危险因素评估、社会心理因素评估、血栓危险因素评估、危重患者高危评估等。

### （二）保护性隔离措施

（1）谢绝家属探视，有感染性疾病者禁止入室，医护人员进入病室前应换隔离鞋、戴帽子、口罩、穿好隔离衣。

（2）医护人员接触患者前必须用消毒液洗手或戴手套。

（3）控制医护人员入室人数，每次不宜超过 5 人。

（4）患者若需外出检查、治疗等，必须戴口罩及帽子，注意保暖。

（5）一切进入室内的物品、仪器设备表面均用 500 mg/L 的含氯消毒液擦拭或用紫外线距离用物 < 1 m 处照射半小时以上，禁止将花卉带入室内。

（6）隔离病房护理人员应做好工作人员、患者及家属的教育工作，自觉遵守消毒隔离制度。

### （三）病情观察与监护

1. 六大生命体征监测

（1）体温。肾移植术后患者每小时测体温 1 次，待平稳后改为 4 小时 1 次。由于创面组织渗液的吸收，患者体温可有轻度升高，通常在 38.5 ℃以下。若患者出现不明原因的高热，应鉴别是感染或排斥引起的高热。

（2）脉搏。脉搏的快慢与血压有一定的关系。术后早期出现脉搏增快并血压下降，应注意有无出血情况的可能。

（3）血压。术后每小时测量血压1次，平稳后第2天改为每4小时1次，第3天改为每天2次。患者术后血压要略高于术前基础血压15~23 mmHg为宜，以保证移植肾的血流灌注。若血压升高或降低明显可遵医嘱采取适当措施。

（4）呼吸。术后患者呼吸一般正常，给予低流量吸氧，并保持血氧饱和度达到95%以上。咳嗽和深呼吸是预防肺部感染的主要方法。此外，要鼓励患者尽早下床活动，减少呼吸道感染的发生。

（5）神志。严密观察患者神志的变化，注意有无神志淡漠的休克早期表现。若患者出现烦躁、幻觉、兴奋难眠等精神症状，常与应用免疫抑制药物有关。要做到药物的个体化治疗，并做好患者的安全防护，必要时使用保护性约束，防止患者发生意外。

（6）疼痛。术后护理人员采用疼痛数字量表评估患者疼痛，若评分≥4分以上，要及时汇报医生给予处理，并指导使用镇痛泵的患者正确自主给药；关于镇痛药物的使用：口服用药1小时后，静脉用药30分钟后需再次评估，并将结果及时记录于体温单、一般护理记录单。

2. 尿量的监测

移植肾的血液循环建立后，一般3~8分钟内患者即可排尿。尿量是观察移植肾功能恢复的重要指标，术后测定并记录每小时尿量，使用精密计尿器（精确到1 mL），不仅可以准确记录每小时尿量，还便于观察尿液的颜色、性质、滴数，以便及时判断异常情况。

3. 移植肾区伤口观察与护理

术后观察患者的手术切口及引流情况，应经常检查负压引流导管是否通畅，防止扭曲、堵塞、脱落等现象发生，经常挤压引流管并保持负压状态。若负压引流出血性液体≥100 mL/h，应警惕出血的可能。定期询问移植患者肾区有无疼痛，并根据其反馈调整腹带的松紧度，以确保既有保护伤口又能使患者感到舒适。

4. 术后一般护理

（1）体位护理。

按外科麻醉后常规护理，患者取去枕平卧位 6 小时，12 小时后可以取半卧位，抬高床头 30°~45°。术后活动方式应由床上过渡到床下，由室内过渡到室外，活动量由小到大。患者在术后当日卧床修养时可以左右平移身体，在床上翻身；术后 2~3 天可在床上半坐，术后 4~7 天可下床进行适当的室内活动。

（2）正确执行术后医嘱。

术后多尿期移植患者输液时，应避免在有内瘘的肢体上进行。术后患者通常留置导尿管 3~5 天，应做好会阴护理，防止泌尿系统感染。每天口腔护理 2 次，选择合适的漱口液，督促患者三餐前后及睡前漱口。为预防肺部感染，协助患者翻身、拍背、有效咳痰，可给予雾化吸入每天 2 次。

（3）多尿期的护理。

若供肾来源于活体，术后早期便可出现多尿。肾移植术后 24 小时内，90% 以上的活体供肾患者会出现多尿期，每小时尿量达 400~1 200 mL。在护理过程中尤应加强对液体出入量的管理，维持水电解质平衡，根据补液原则做到 "量出为入，宁少勿多"，输液速度根据每小时尿量调整。其中出量主要包括尿量、引流液量和不显性失水量，入量主要包括输液量和饮水量。补液量及速度主要根据患者的尿量来调整，基本计算方法为：每小时补液量 = 每小时尿量 +30 mL（成人不显性失水约 30 mL/h）。当每小时尿量少于 100 mL 时，应及时告知医师处理，必要时使用利尿药物；若每小时尿量超过 300 mL 则要适当控制，可以通过输液速度和量进行调整。

（4）少尿或无尿期护理。

肾移植术后的两小时内患者的尿量突然减少，应首先检查导尿管是否通畅，有无导管扭曲、受压、血块阻塞等情况。排除了上述情况后，可进行床旁移植肾彩超检查，观察移植肾血供和阻力指数情况、测量移植肾大小。若术后患者尿量少于 30 mL/h，则需考虑血容量不足或血压偏低。可在短时间内增加输入液量，若尿量随之增加，则可认定为输液不足，必须调整输液速度；待血容量补足后再给予利尿剂，尿量即可明显增加。若经以上处理后尿量仍不增加，而且少尿同时伴有手术部位肿胀、疼痛加重，出现明显的肉眼血尿等情况，应减慢输液速度，进一步查找少尿或无尿的原因。常见原因如下：①肾后性梗阻；②尿外渗；③肾功能延迟恢复；④急性肾小管坏死；⑤急性排斥反应；⑥环孢素急性中毒。少尿或无尿的患者应严格记录 24 小时出入量，严格限制液体入量，在补液过程中须控制输液速度，加强对患者电解质的监测，以防出现高钾血症，一旦患者出现血钾升高的表现，如血清 $K^+ > 5.5$ mmol/L、心电图 T 波高尖、QRS 波增宽、QT、PR 间期延长等，应及时通知医生处置。

（5）饮食护理。

术后给予禁食 1~2 天，待患者的胃肠道功能恢复后给予流质，逐渐过渡到半流质、普食。补充高热量、高维生素、富含优质蛋白质、高纤维素、低盐、低脂饮食，少量多餐，防止进食过早、过多造成腹胀。每天膳食蛋白质可给予 1.2~1.5 g/kg。优质蛋白质占膳食蛋白质总量的 50%~70%，主要应为动物性蛋白质，保证营养的给予和补充。肾移植术后患者必须重视和了解免疫抑制对营养代谢带来的不良反应，切不可暴饮暴食，加重移植肾的负担，导致移植肾功能丧失或其他并发症。

5. 排斥反应的观察与护理

根据排斥反应发生的机制、病理、时间与过程的不同，可分为四种类型，超急性、加速性、急性与慢性排斥反应。急性排斥反应是临床上最常见的一种排斥反应，多发生于肾移植后 1 周至 6 个月内，严密观察，早期发现十分重要。

（1）急性排斥反应。急性排斥反应常见临床表现如下：

①体温升高。是急性排斥反应早期最常见的症状，不明原因的发热常在后半夜或凌晨发生，至中午或下午体温恢复正常，次日又出现。

②尿量减少。是最早出现的症状，若尿量减少至 1/3 应警惕排斥反应的发生。

③血压升高。相对于患者原有基础血压高出的数值有意义。

⑤体重增加。排斥反应发生时水、钠潴留往往使患者的体重增加。

⑤移植肾区肿大、压痛。表现为触诊移植肾变硬、肿胀，患者主诉疼痛。

⑥全身症状。患者主诉头痛、乏力、纳差、肌肉酸痛等，无其他诱因。实验室检查及其他检查：血肌酐、尿素氮值升高。

（2）急性排斥反应的护理。

注意监测患者的肾功能，每天观察并记录患者的尿量、体温、体重及移植肾区情况，督促患者遵医嘱按时、按量服药，加强消毒隔离，防止感染的发生。

6. 免疫抑制剂应用与护理

术后第 2~3 天即开始口服免疫抑制剂，主要有泼尼松、环孢素或他克莫司、吗替麦考酚酯、西罗莫司、中药等。护理人员应向患者做好用药指导，嘱患者口服免疫抑制剂时一定要遵医嘱用药，切勿自行增减药物剂量，向患者说明准确准时服用免疫抑制剂的重要性及自行用药可能带来的危害，向患者介绍各类免疫抑制剂的用药方法、不良反应、注意事项、浓度监测等知识，保证安全正确用药。

## 五、肾移植术后并发症的观察与护理

### （一）外科并发症

#### 1. 出血或血肿

出血或血肿是肾移植术后早期最常见的并发症之一，往往发生在术后 24~48 小时或术后 1 个月内。临床表现为伤口渗血，突发性移植肾区剧烈疼痛，并向腰背部或直肠、肛门方向放射，还伴有移植肾局部肿胀、压痛显著，并有肌紧张，负压引流管持续大量引流出鲜红血液。患者迅速出现出血性休克，局部穿刺可见新鲜血液。术后严密观察生命体征变化，每小时测血压、脉搏、呼吸 1 次。注意患者四肢感觉、皮肤色泽、甲床颜色等；观察尿量变化，尿量每小时少于 30 mL，提示可能肾血流灌注不足；注意切口的局部情况，有无渗血、渗液。注意引流液量及性质，如引流液量多且色鲜红应通知医师，及时采取止血措施；保持输液通畅，及时补充血容量，静脉输注全血及代血浆，维持血压在正常范围；提防休克的发生。一旦出现急性大出血应立即通知医生行手术探查，以免延误抢救时机。

#### 2. 移植肾破裂

移植肾破裂是肾移植术后早期最常见的严重并发症之一，主要发生在 2 周以内。主要临床表现为移植肾区突发剧痛，并出现逐步增大的肿块，伴血压降低、尿量减少等内出血症状。术后患者应严格卧床休息，掌握好术后下床时间。术后早期不宜做屈髋、弯腰等易损伤移植肾的动作；留置尿管的患者应及时清空尿袋，保持引流通畅；咳嗽时应双手按压伤口，必要时给予止咳药；保持大便通畅，遵医嘱给予通便药物；对突发性下腹痛的患者要注意移植肾大小、质地，腹部有无隆起及生命体征变化，严密监测患者切口负压引流的性质和量。如患者突发血压下降、尿量减少、切口负压引流量突然增多且颜色鲜红，并伴移植肾区肿胀、剧痛，应立即通知医生采取相应的急救措施。

### 3. 移植肾功能延迟恢复

严格记录每小时尿量及 24 小时出入量，并注意尿液的色、质。如尿量＜30 mL/h，首先要加强对血压的监测，若发现血压偏低可应用升压药物，保证移植肾脏灌注良好。根据患者病情及时选择适当的透析方式，最好行无肝素血液透析治疗以减少出血等并发症。血液透析过程中，需监测血压和血容量的变化，注意对超滤量和超滤速度的控制，防止血压过低导致肾脏血供不足，不利于移植肾功能恢复。由于患者对移植肾功能延迟恢复没有正确的认识，缺乏足够的思想准备，害怕移植肾失去功能，容易产生焦虑、恐惧心理。护理人员要真诚对待患者，稳定患者的情绪，讲解移植肾功能延迟恢复发生原因、发展规律、治疗护理方法及注意事项等，并邀请恢复期的患者现身说法，减轻患者的紧张心理，使其树立战胜疾病的信心。

### 4. 尿瘘

尿瘘为肾移植术后早期并发症，常见部位为输尿管瘘、输尿管 - 膀胱吻合口瘘，多发生在术后 15 天以内。临床上表现为发热，腹部压痛，局部皮肤水肿，患者少尿而负压引流液量显著增多且有尿的气味和成分，切口漏尿或切口不愈合等。护理上密切观察伤口渗液情况，如伤口渗液或引流量明显增多且有尿液的气味和成分，应及时报告医生处理；保持伤口敷料干燥，预防伤口感染；加强营养，改善全身情况，利于术后伤口尽快愈合；保持移植肾输尿管支架管和气囊导尿管引流通畅，防止滑脱；留置导尿管期间，遵循无菌操作原则，给予会阴护理，保持尿道口清洁；拔除导尿管后嘱患者每小时排尿 1 次，防止尿液在膀胱内过度膨胀导致吻合口瘘。

### 5. 尿路感染

肾移植术后尿路感染比较常见，临床表现为发热、尿路刺激征状、尿液检查有红细胞或白细胞、尿液细菌培养阳性。肾移植术后留置导尿期间，要严格遵循无菌操作原则，预防尿路感染的发生，可采用氯己定溶液清洗外阴部。病情允许情况下，鼓励患者大量饮水。观察患者小便的颜色、形状，倾听患者的主诉，有无排尿不适等临床表现，如尿频、尿急、尿痛等尿路刺激症状，及时报告医生，遵医嘱给予积极治疗。

### （二）免疫抑制剂相关并发症

### 1. 感染

肾移植术后，由于大剂量激素和免疫抑制药物的长期应用，患者机体的免疫力受到抑制，因此易并发各种感染，尤其是肺部感染，这是肾移植术后患者死亡的主要原因之一。在护理过程中，主要应做好消毒隔离工作以预防感染；同时应密切观察，早期发现感染的征兆，及时治疗。

（1）严格执行病房保护性隔离。做好病房内物品、空气、人员的消毒隔离工作。各项操作遵循无菌原则，医护人员应注意手部卫生。定期做空气培养，监测消毒效果。

（2）预防肺部感染。肺部感染是肾移植术后的一种严重并发症，可危及患者生命。为预防肺部感染，护理人员应每天协助患者翻身、叩背，鼓励患者进行有效咳嗽排痰，并注意痰液的变化，必要时做痰细菌培养加药敏实验，以指导用药。此外，还可给予生理盐水 10 mL 加入庆大霉素 8 万单位雾化吸入，每天 2 次，有助于痰液咳出。护理人员应注意观察患者口黏膜有无充血、肿胀、糜烂、溃疡等情况，加强口腔卫生，做好口腔护理。常用复方替硝唑漱口液三餐前后含漱；如患者合并真菌感染，则采用 1%~3% 碳酸氢钠溶液与复方替硝唑或 1% 呋西林溶液交替含漱。

（3）预防皮肤感染。保持床单整洁、干燥，观察患者的受压皮肤有无红肿、破溃，预防压疮。服用免疫抑制剂易引起的皮肤痤疮、带状疱疹等，应加强患者皮肤护理。

2. 消化道并发症

消化道并发症主要包括腹泻、消化道出血、腹胀、肠梗阻等。非感染性腹泻和免疫抑制药物的应用有着密切关系，可调整免疫抑制药物种类或用量。非感染性腹泻者短期内可辅助使用止泻药物，症状轻者可给予蒙脱石散，症状重者可使用地芬诺酯或洛哌丁胺治疗。针对肠道菌群失调者应给予肠道微生态制剂改善肠道微环境。针对感染性腹泻患者，除了给予抗生素治疗，还要给予支持和对症治疗，纠正水电解质代谢紊乱和酸碱平衡紊乱。对于消化道出血和肠梗阻的患者，需禁食，给予对症、静脉营养支持治疗，必要时给予肠外营养。

### （三）肾移植术后患者的心理干预

肾移植患者由于经济因素、家庭矛盾、社会压力等多种原因，容易出现焦虑、抑郁等心理问题，严重影响肾移植术后生活质量。经济状况是一个影响患者术后心理状态的重要因素，肾移植手术及术后免疫抑制药物的高昂费用给患者家庭带来了沉重的经济负担。肾移植患者通常对手术期望值很高，如果术后出现各种并发症，患者往往因为失望而难以接受，容易出现焦虑、抑郁等心理问题。

医护人员应及时了解患者的心理状态和需求，给予心理疏导、心理教育，使患者学会调节不良情绪。医护人员及患者家属应多和患者沟通，以减轻患者的焦虑、抑郁，使其感受美好的生活，激发出积极向上的乐观心情。加强心理护理，使患者保持积极情绪，提高他们的心理承受能力，保持心理平衡状态，指导他们学会自我放松、自我调节，及时解决影响情绪的不良因素。另外，良好的社会支持也对肾移植患者的心理健康非常有利，可以很好地改善肾移植患者术后的心理状态。

## 六、肾移植患者的随访管理

肾移植患者需定期、规律到医院随访，定期复查各项指标，调整治疗方案，预防因免疫力下降和药物不良反应引发的不良事件。肾移植术后 3 个月内，每周随访 1 次；3~6 个月每 2 周随访 1 次；6 个月至 1 年每月随访 1 次；1 年以后可每 3 个月随访 1 次。也可根据自身情况及时随访。随访管理的要点如下。

（1）医护人员为患者制订随访手册。手册内容包括每次随访时间、常规检验项目及结果参考、药物服用剂量和服用方式、日常的家庭护理项目等。

（2）患者复诊期间，医护人员应充分了解患者身体近况，根据患者复查结果及时调整免疫抑制药物用药方案，并记录在随访手册中，以供参考。

（3）根据随访手册中记录的内容，结合患者具体情况，医护人员应及时指导患者采用正确的自我护理方式。

（4）定期电话随访。可定期由专职护士负责电话随访，将患者的随访结果记录在随访表中，记录内容主要包括患者的血压、体重、尿量、睡眠情况、饮食情况、免疫抑制药物服药剂量等，以便为患者提供适合的护理指导。

（5）加强患者自我管理教育。指导患者按时用药，避免出现多服、漏服、服药不准时等问题。加强患者自我体重控制，避免因体重明显变化造成血药浓度过大或不足。鼓励患者适当运动、合理饮食等。科学的随访管理可以帮助患者及时发现各种术后常见并发症及一些药物的不良反应，从而让患者得到及时诊治，避免延误病情或发生不良事件。

刘冬梅 / 于晓涵

## 参考文献

［1］中华预防医学会肾脏病预防与控制专业委员会.中国慢性肾脏病早期评价与管理指南［J］.中华内科杂志，2023，62（8）：902-930.

［2］国家卫生健康委食品安全标准与监测评估司，中国营养学会，成人慢性肾脏病食养指南编写专家组，等.成人慢性肾脏病食养指南（2024年版）［J］.卫生研究，2024，（3）：357-362.

［3］中华人民共和国国家卫生健康委员会.成人糖尿病食养指南（2023年版）［J］.全科医学临床与教育，2023，21（5）：388-391.

［4］上海市肾内科临床质量控制中心专家组.慢性肾脏病早期筛查、诊断及防治指南（2022年版）［J］.中华肾脏病杂志，2022，38（5）：453-464.

［5］GBD CHRONIC KIDNEY DISEASE COLLABORATION. Global，regional，and national burden of chronic kidney disease，1990-2017：a systematic analysis for the

Global Burden of Disease Study 2017［J］. Lancet，2020，395（10225）：709-733.

［6］ ZHANG L X，WANG F，WANG L，et al. Prevalence of chronic kidney disease in China：a cross-sectional survey［J］. Lancet，2012，379（9818）：815-822.

［7］ CHRONIC KIDNEY DISEASE PROGNOSIS CONSORTIUM，MATSUSHITA K，VAN DER VELDE M，et al. Association of estimated glomerular filtration rate and albuminuria with all-cause and cardiovascular mortality in general population cohorts：a collaborative meta-analysis［J］. Lancet，2010，375（9731）：2073-2081.

［8］ YANG C，GAO B，ZHAO X，et al. Executive summary for China Kidney Disease Network（CK-NET）2016 Annual Data Report［J］. Kidney Int，2020，98（6）：1419-1423.

［9］ ROBINSON B M，ZHUANG J，MORGENSTERN H，et al. Worldwide，mortality risk is high soon after initiation of hemodialysis［J］. Kidney Int，2014，85（1）：158-165.

［10］ 顾乡，方向华. 老年人慢性肾脏病诊断标准和分期以及流行病学研究现状［J］. 中华老年医学杂志，2016，35（5）：556-559.

［11］ YANG C，YANG Z，WANG J，et al. Estimation of prevalence of kidney disease treated with dialysis in China：a study of insurance claims data［J］. Am J Kidney Dis，2021，77（6）：889-897.e1.

［12］ ZHANG L，ZHAO M H，ZUO L，et al. China Kidney Disease Network（CK-NET）2016 Annual Data Report［J］. Kidney Int Suppl（2011），2020，10（2）：e97-e185.

［13］ NEE R，FISHER E，YUAN C M，et al. Pre-end-stage renal disease care and early survival among incident dialysis patients in the US military health system［J］. Am J Nephrol，2017，45（6）：464-472.

［14］ ECKARDT K U，GILLESPIE I A，KRONENBERG F，et al. High cardiovascular event rates occur within the first weeks of starting hemodialysis［J］. Kidney Int，2015，88（5）：1117-1125.

［15］ KALANTAR-ZADEH K，KOVESDY C P，STREJA E，et al. Transition of care from pre-dialysis prelude to renal replacement therapy：the blueprints of emerging research in advanced chronic kidney disease［J］. Nephrol Dial Transplant，2017，32（Suppl 2）：ii91-ii98.

［16］ KIDNEY DISEASE：IMPROVING GLOBAL OUTCOMES（KDIGO）CKD WORK GROUP. KDIGO 2012 clinical practice guideline for the evaluation and management of chronic kidney disease［J］. Kidney Int Suppl，2013，3（1）：1-150.

［17］ ECKARDT K U，BANSAL N，CORESH J，et al. Improving the prognosis of patients with severely decreased glomerular filtration rate（CKD G4+）：conclusions from a Kidney Disease：Improving Global Outcomes（KDIGO）Controversies Conference［J］. Kidney Int，2018，93（6）：1281-1292.

［18］ CHEUNG A K，CHANG T I，CUSHMAN W C，et al. Executive summary of the KDIGO 2021 clinical practice guideline for the management of blood pressure in chronic kidney disease［J］. Kidney Int，2021，99（3）：559-569.

［19］ 中国医师协会肾脏内科医师分会，中国中西医结合学会肾脏疾病专业委员会. 中国肾性高血压管理指南2016（简版）［J］. 中华医学杂志，2017，97（20）：1547-1555.

［20］ WILLIAMS B，MANCIA G，SPIERING W，et al. 2018 ESC/ESH Guidelines for the management of arterial hypertension：The Task Force for the management of arterial hypertension of the European Society of Cardiology and the European Society of Hypertension［J］. J Hypertens，2018，36（10）：1953-2041.

［21］ CHEUNG A K，CHANG T I，CUSHMAN W C，et al. Blood pressure in chronic kidney disease：conclusions from a Kidney Disease：Improving Global Outcomes（KDIGO）controversies conference［J］. Kidney Int，2019，95（5）：1027-1036.

［22］ SARAFIDIS P A，PERSU A，AGARWAL R，et al. Hypertension in dialysis patients：a consensus document by the European Renal and Cardiovascular Medicine（EURECA-m）working group of the European Renal Association-European Dialysis and Transplant Association（ERA-EDTA）and the Hypertension and the Kidney working group of the European Society of Hypertension（ESH）［J］. Nephrol Dial Transplant，2017，32（4）：620-640.

［23］中华医学会心血管病学分会心力衰竭学组，中国医师协会心力衰竭专业委员会，中华心血管病杂志编辑委员会．中国心力衰竭诊断和治疗指南 2018［J］．中华心血管病杂志，2018，46（10）：760-789.

［24］DONCIU M D，VORONEANU L，COVIC A. Volume overload in CKD：pathophysiology，assessment techniques，consequences and treatment［M/OL］// GOLDSMITH D，COVIC A，SPAAK J，Cardio-Renal Clinical Challenges. Switzerland：Springer，2015.

［25］YANCY C W，JESSUP M，BOZKURT B，et al. 2017 ACC/AHA/HFSA Focused Update of the 2013 ACCF/AHA Guideline for the Management of Heart Failure：A Report of the American College of Cardiology/American Heart Association Task Force on Clinical Practice Guidelines and the Heart Failure Society of America［J］. J Card Fail，2017，23（8）：628-651.

［26］JAFRI L，KASHIF W，TAI J，et al. B-type natriuretic peptide versus amino terminal pro-B type natriuretic peptide：selecting the optimal heart failure marker in patients with impaired kidney function［J］. BMC Nephrol，2013，14：117.

［27］DHONDUP T，QIAN Q. Acid-base and electrolyte disorders in patients with and without chronic kidney disease: an update［J］. Kidney Dis（Basel），2017，3（4）：136-148.

［28］DHONDUP T，QIAN Q. Electrolyte and acid-base disorders in chronic kidney disease and end-stage kidney failure［J］. Blood Purif，2017，43（1-3）：179-188.

［29］中华医学会肾脏病学分会肾性贫血诊断和治疗共识专家组．肾性贫血诊断与治疗中国专家共识（2018 修订版）［J］．中华肾脏病杂志，2018，34（11）：860-866.

［30］KIDNEY DISEASE：IMPROVING GLOBAL OUTCOMES （KDIGO）CKD WORK GROUP. KDIGO clinical practice guideline for anemia in chronic kidney disease［J］. Kidney Int Suppl，2012，2（4）：V-VIII，279-335.

［31］MIKHAIL A，BROWN C，WILLIAMS J A，et al. Renal association clinical practice guideline on anaemia of chronic kidney disease［J］. BMC Nephrol，2017，18（1）：345.

［32］KIDNEY DISEASE：IMPROVING GLOBAL OUTCOMES（KDIGO）DIABETES WORK GROUP. KDIGO 2020 clinical practice guideline for diabetes management in chronic kidney disease［J］. Kidney Int，2020，98（4S）：S1-S115.

［33］AMERICAN DIABETES ASSOCIATION. 16. Standards of medical care in diabetes-2019［J］. Diabetes Care，2019，42（Suppl 1）：S182-S183.

［34］NAKAO T，INABA M，ABE M，et al. Best practice for diabetic patients on hemodialysis 2012［J］. Ther Apher Dial，2015，19（Suppl 1）：40-66.

［35］中华医学会肾脏病学分会专家组. 糖尿病肾脏疾病临床诊疗中国指南［J］. 中华肾脏病杂志，2021，37（3）：255-304.

［36］中华医学会糖尿病学分会微血管并发症学组. 中国糖尿病肾脏疾病防治临床指南［J］. 中华糖尿病杂志，2019，11（1）：15-28.

［37］KIDNEY DISEASE：IMPROVING GLOBAL OUTCOMES（KDIGO）CKD-MBD UPDATE WORK GROUP. KDIGO 2017 clinical practice guideline update for the diagnosis，evaluation，prevention，and treatment of chronic kidney disease-mineral and bone disorder（CKD-MBD）. Kidney Int Suppl（2011），2017，7（1）：1-59.

［38］国家肾脏疾病临床医学研究中心. 中国慢性肾脏病矿物质和骨异常诊治指南概要［J］. 肾脏病与透析肾移植杂志，2019，28（1）：52-57.

［39］IKIZLER T A，BURROWES J D，BYHAM-GRAY L D，et al. KDOQI clinical practice guideline for nutrition in CKD：2020 update［J］. Am J Kidney Dis，2020，76（3 Suppl 1）：S1-S107.

［40］中国医师协会肾脏内科医师分会，中国中西医结合学会肾脏疾病专业委员会营养治疗指南专家协作组. 中国慢性肾脏病营养治疗临床实践指南（2021版）［J］. 中华医学杂志，2021，101（8）：539-559.

［41］CHAN C T，BLANKESTIJN P J，DEMBER L M，et al. Dialysis initiation，modality choice，access，and prescription：conclusions from a Kidney Disease：Improving Global Outcomes（KDIGO）controversies conference［J］. Kidney Int，2019，96（1）：37-47.

［42］中国医师协会肾脏病医师分会血液透析充分性协作组. 中国血液透析充分性临

床实践指南［J］. 中华医学杂志，2015，95（34）：2748-2753.

［43］ GALLIENI M，HOLLENBECK M，INSTON N，et al. Clinical practice guideline on peri- and postoperative care of arteriovenous fistulas and grafts for haemodialysis in adults［J］. Nephrol Dial Transplant，2020，34（Suppl 2）：ii1-ii42.

［44］ 中国腹膜透析置管专家组. 中国腹膜透析置管指南［J］. 中华肾脏病杂志，2016，32（11）：867-871.

［45］ 国家肾脏病医疗质量控制中心.《血液净化标准操作规程（SOP 2021 版）》［M/OL］.（2021-11-08）［2021-11-08］. http：//www.nhc.gov.cn/yzygj/s7659/202111/6e25b8260b214c55886d6f0512c1e53f.shtml

［46］ BROWN E A，BLAKE P G，BOUDVILLE N，et al. International society for peritoneal dialysis practice recommendations：prescribing high-quality goal-directed peritoneal dialysis［J］. Perit Dial Int，2020，40（3）：244-253.

［47］ 陈香美. 腹膜透析标准操作规程［M］. 北京：人民军医出版社，2010.

［48］ WOODROW G，FAN S L，REID C，et al. Renal association clinical practice guideline on peritoneal dialysis in adults and children［J］. BMC Nephrol，2017，18（1）：333.

［49］ 佚名. NKF-K/DOQI 腹膜透析充分性的临床实践指南［J］. 中国血液净化，2007，6（5）：278-285.

［50］ TUEGEL C，BANSAL N. Heart failure in patients with kidney disease［J］. Heart，2017，103（23）：1848-1853.

［51］ 中国腹膜透析相关感染防治专家组. 腹膜透析相关感染的防治指南［J］. 中华肾脏病杂志，2018，34（2）：139-148.

［52］ 中华医学会肾脏病学分会专家组. 中国慢性肾脏病患者血钾管理实践专家共识［J］. 中华肾脏病杂志，2020，36（10）：781-792.

［53］ IKIZLER T A，BURROWES J D，BYHAM-GRAY L D，et al. KDOQI clinical practice guideline for nutrition in CKD：2020 update［J］. Am J Kidney Dis，2020，76（3 Suppl 1）：S1-S107.

［54］ 尤黎明，吴瑛. 内科护理学［M］.7 版. 北京：人民卫生出版社，2022.

［55］ DINITS-PENSY M，FORREST G N，CROSS A S，et al. The use of vaccines in adult patients with renal disease［J］. Am J Kidney Dis，2005，46（6）：997-

1011.

［56］上海市医学会肾脏病专科分会，《甲磺酸萘莫司他的血液净化抗凝应用专家共识》编写组.甲磺酸萘莫司他的血液净化抗凝应用专家共识［J］.上海医学，2024，47（3）：129-144.

［57］卢才菊，王静，杨毓珩.腹膜透析实用手册［M］.北京：化学工业出版社，2022.

［58］朱有华，曾力.肾移植［M］.北京：人民卫生出版社，2017.

［59］杨勇，李虹.泌尿外科学［M］.2版.北京：人民卫生出版社，2015.

# 第五章
# 慢性肾脏病的营养管理策略

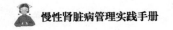

# 第一节　营养评估

营养评估一般包括膳食调查、人体测量、生化检查、综合营养评定。

## 一、膳食调查

膳食调查的调查内容包括患者的饮食史、膳食种类、膳食摄入量和胃肠道症状。

### （一）目的

了解在一定时间，调查对象通过膳食所摄取的能量和各种营养素的数量和质量，借此评定其正常营养需要得到满足的程度。膳食调查结果可用于营养咨询、营养改善、膳食指导等。

### （二）方法

方法有称量法（或称为"称重法"）、记账法、询问法、化学分析法、食物频率法（分定性、定量）。

1. 称量法

称量法是对家庭或个人一日三餐中每餐各种食物的食用量进行称重，计算每人每天各种营养素的平均摄入量，分别记录食物的名称重量（毛重、净重、熟重、生熟比例、就餐人数、每人食物消耗量、营养素摄入量）等。

2. 询问法

询问法包括膳食史法和膳食回顾法。膳食史法是评估食物摄入量与膳食模式，用于营养流行病调研，是一种比较抽象的方法。膳食回顾法，又称"24小时膳食回顾法"，在临床较为常用，适用于个体食物消耗状况调查，一般在7~75岁人群中使用。24小时膳食回顾法记录调查对象1天摄入的所有食物名称以及估算的重量，利用饮食分析软件计算出患者平均每天的营养摄入量，包括总热量、蛋白质、脂肪、碳水化合物、矿物质等，与供给量标准进行比较，结合病情，调整饮食摄入。

24 小时膳食回顾法简单、快速。虽然患者不会改变其饮食习惯，但是依靠患者记忆获得信息，信息准确性不足，而且 1 天内的进食不具有代表性。因此临床上经常采用 3 天饮食记录，包括 1 天休息日和 2 天工作日。饮食内容包括一日三餐及平时加餐所有摄入食物的数量种类，如主食、水果、蔬菜、奶类、豆类、鱼禽、畜类、油脂、坚果及酒水类等。液体食物以毫升为单位，固体食物以克为单位记录，务必注明食物是熟重还是生重。依据记录的数据中实际摄入量，与推荐摄入量进行比较，如能量的摄入量是否充足，其蛋白质、脂肪、碳水化合物、钙、铁等的摄入量是否满足机体需要，与推荐摄入量相差多少，并分析原因，提出改善措施，制订针对性的食谱。膳食调查表见表 5-1-1、表 5-1-2、表 5-1-3。

表 5-1-1　膳食调查表

第一天　　　　　年　月　日

ID 号：　　　　　姓名：　　　　　性别：　　　　　出生：　　　　　年　月　日

| 时间 | | 菜肴名称 | 食物成分 | 食物估量（注明生、熟）/（g 或 mL） |
|---|---|---|---|---|
| 上午 | 早餐 | | | |
| | | | | |
| | | | | |
| | 加餐 | | | |
| | | | | |
| 中午 | 午餐 | | | |
| | | | | |
| | | | | |
| | 加餐 | | | |
| | | | | |
| 晚上 | 晚餐 | | | |
| | | | | |
| | | | | |
| | 加餐 | | | |
| | | | | |

表 5-1-2　3 天所摄入的食物量及其营养统计

| 食物 | 总量 | 能量 | 蛋白质 | 脂肪 | 碳水化合物 | 钙 | 铁 |
|---|---|---|---|---|---|---|---|
| 燕麦 | | | | | | | |
| 奶粉、牛奶 | | | | | | | |
| 粳米 | | | | | | | |
| 瘦肉 | | | | | | | |
| 鸡蛋 | | | | | | | |
| 西兰花 | | | | | | | |
| 青菜 | | | | | | | |
| 面 | | | | | | | |
| 番茄 | | | | | | | |
| 豆角 | | | | | | | |
| 鸭肉 | | | | | | | |
| 酸奶 | | | | | | | |
| 鸡肉 | | | | | | | |
| 红枣 | | | | | | | |
| 糯米 | | | | | | | |
| 冬菇 | | | | | | | |
| 豆干 | | | | | | | |
| 3 天总计 | | | | | | | |
| 平均 1 天 | | | | | | | |

表 5-1-3　膳食营养评价表

| 评价项目 | 能量<br>[ kcal/（kg·d）] | 蛋白质<br>（g/d） | 脂肪<br>（g/d） | 碳水化合物<br>（mg/d） | 钙<br>（mg/d） | 铁<br>（mg/d） |
|---|---|---|---|---|---|---|
| DRIs | | | | | | |
| 实际摄入量 | | | | | | |
| 比值 /% | | | | | | |

注：膳食营养素参考摄入量（dietary reference intakes，DRIs）。

## 二、人体测量

人体测量可以很好地反映营养状况、体格大小和生长速度，是营养状况的灵敏指标。其测量方法简单，可重复进行，前后对照，其敏感性高达 90%。通过对透析、肿瘤、老年等慢性病患者进行长期的人体测量观察，可以监测其营养状况的动态变化。

### （一）体重

体重指身体所有器官重量的总和，是营养评价中最简单、最直接、最可靠的营养评价指标之一。体重是反映和衡量一个人健康状况的重要标志，体重的变化会直接反映身体长期的热量平衡状态。实际体重在标准体重 10% 左右为正常体重，低于 20% 为消瘦，高于 20% 为肥胖。

1. 理想体重

理想体重，也称为"标准体重"。理想体重是以身高为基础，按一定比例系数推算出的相应的体重值。计算公式如下：

公式一（Broca 改良公式）：

$$理想体重（kg）= 身高（cm）-105$$

公式二（平田公式）：

$$理想体重（kg）= [身高（cm）-100] \times 0.9（男性）$$

$$理想体重（kg）= [身高（cm）-100] \times 0.85（女性）$$

2. 国际标准体重计算公式

$$男性标准体重：标准体重（kg）= 身高（cm）-105$$

$$女性标准体重：标准体重（kg）= 身高（cm）-110$$

3. 干体重

干体重是指清除患者体内多余水分后的体重。干体重时患者感觉舒适，血压平稳，身体外周无水肿，无心悸气促，胸腹腔无积水，心脏无扩大。总之，干体重是患者无脱水、无水潴留时的体重状态。

### （二）上臂围

上臂围与体重密切相关，可以反映营养状况。上臂紧张围与上臂松弛围二者之差，表示肌肉的发育状况，差值越大说明肌肉发育状况越好，差值越小说明脂肪发育状况良好。测量上臂围使用仪器为无伸缩性材料制成的卷尺，它可间接反映体内蛋白质储存水平。上臂松弛围参考值为男性 25.3 cm，女性 23.2 cm，实际值大于正常值的 90% 为正常，80%~90% 为轻度肌蛋白消耗，60%~80% 为中度肌蛋白消耗，小于 60% 为重度肌蛋白消耗。

### （三）皮褶厚度

皮褶厚度是衡量个体营养状况和肥胖程度的重要指标。测定部位为上臂肱三头肌、肩胛下角、腹部、髂嵴上部等，其中前 3 个部位最重要，分别代表个体肢体、躯干、腰腹等部位皮下脂肪堆积情况，对判断肥胖和营养不良有重要价值。测量值大于正常值的 90% 为营养正常，80%~90% 为轻度体脂消耗，60%~80% 为中度体脂消耗，小于 60% 为重度体脂消耗。

### （四）腰围

测量腰围时身体直立，在肋下缘最底部和髂前上棘最高点连线的中点，用卷尺水平围绕腰 1 周。

### （五）臀围

臀围是臀部向后最突出部位。测量臀围时双腿并拢直立，臀部放松，卷尺置于臀部向后最突出部位，水平围绕臀 1 周测量。

### （六）腰臀比

腰臀比 = 腰围 / 臀围。

正常值：男性小于 0.9，女性小于 0.85。超过此值为向心性（又称腹内型、内脏型）肥胖。

### （七）体质指数

体质指数（body mass index，BMI）是评价 18 岁以上成人营养状况的常用指标，不仅反映体型胖瘦程度，而且与皮褶厚度、上臂围等营养状况指标的相关性也很高。计算公式：BMI= 体重（kg）/［身高（m）］²，体重指数判定标准见表 5-1-4。

表 5-1-4　体重指数判定标准

单位：kg/m²

| BMI 分类 | WHO 标准 | 亚洲标准 | 中国标准 |
|---|---|---|---|
| 重度消瘦 | 小于 16.0 | 小于 16.0 | 小于 16.0 |
| 中度消瘦 | 16.0~16.9 | 16.0~16.9 | 16.0~16.9 |
| 轻度消瘦 | 17.0~18.4 | 17.0~18.4 | 17.0~18.4 |
| 体重过低 | ＜ 18.5 | ＜ 18.5 | ＜ 18.5 |
| 正常范围 | 18.5~24.9 | 18.5~22.9 | 18.5~23.9 |
| 超重 | ＞ 25.0 | ＞ 23.0 | ＞ 24.0 |
| 肥胖前期 | 25.0~29.9 | 23.0~24.9 | 24.0~29.9 |
| Ⅰ度肥胖 | 30.0~34.9 | 25.0~29.9 | 27.0~29.9 |
| Ⅱ度肥胖 | 35.0~39.9 | ≥ 30.0 | ≥ 30.0 |
| Ⅲ度肥胖 | ≥ 40.0 | ≥ 40.0 | ≥ 40.0 |

## 三、生化检查

生化检查项目详见（表 5-1-5）

表 5-1-5　生化检查项目

| 营养素 | 检查项目 | 正常范围 | 过高 / 缺乏标准 |
|---|---|---|---|
| 蛋白质 | 血清总蛋白 | 60~80 g/L | ＜ 60 g/L |
| | 血清前白蛋白 | 250~500 mg/L | |
| | 血清白蛋白 | 35~55 g/L | 30~35 g/L，轻度营养不良；<br>20~30 g/L，中度营养不良；<br>＜ 20 g/L，重度营养不良 |
| | 血清球蛋白 | 20~30 g/L | |
| | 白蛋白 / 球蛋白 | （1.5~2.5）：1 | |

续表

| 营养素 | 检查项目 | 正常范围 | 过高/缺乏标准 |
|---|---|---|---|
| 血脂 | 血清甘油三酯 | 0.56~1.7 mmol/L | > 1.7 mmol/L，甘油三酯高 |
| | 血清总胆固醇（成人） | 2.84~5.68 mmol/L | > 5.68 mmol/L，胆固醇高 |
| 钙 | 血清钙 | 2.25~2.75 mmol/L | |
| 磷 | 血清磷 | 0.87~1.45 mmol/L | |
| | 血清钙磷乘积 | > 30 | |
| 铁营养状况 | 血红蛋白 | 130~175 g/L（成年男性）115~150 g/L（成年女性） | 男性 < 130 g/L、非妊娠女性 < 115 g/L、妊娠女性 < 110 g/L、即为贫血 |
| | 血清铁蛋白（SF） | 15~200 μg/L（男性）12~150 μg/L（女性） | |
| 维生素 D | 血浆（25-OH-D$_3$） | 20~150 ng/mL | |
| 免疫功能测定 | 总淋巴细胞数（TLC） | $(2.5\text{~}3.3) \times 10^9$/L | （1.5~1.8）$\times 10^9$/L，轻度营养不良；（0.9~1.5）$\times 10^9$/L，中度营养不良；< 0.9 $\times 10^9$/L，重度营养不良 |
| 锌 | 血清锌 | 成人，4.3~31.7 μmol/L | |
| 碘营养状况 | 促甲状腺激素 | 放射免疫分析法 2~10 mU/L | |
| 叶酸 | 血清叶酸 | 11.3~36.3 nmol/L | < 6.8 nmol/L |

## 四、综合营养评定

多项指标综合评价更全面。首先对各项指标分别进行评价，然后根据结果再做出综合评估，包括预后营养指数、体脂率、营养危险指数、营养评定指数、腹部创伤指数、住院患者预后指数、主观全面营养评定和微型营养评定等。本节简要介绍体脂率及主观全面营养评定。

### （一）体脂率

体脂率（body fat ratio，BFR）又称"体脂百分数"，是指人体内脂肪重量在人体总体重中所占的比例，是判断是否肥胖的最科学依据。一般采用生物电阻测量法，反映人体内脂肪含量的多少。体脂率评分（表 5-1-6）如下。

表 5-1-6　体脂率评分

| 项目 | 男性 | 女性 |
|------|------|------|
| 偏瘦 | 5%~10% | 5%~20% |
| 标准 | 11%~21% | 21%~34% |
| 超重 | 22%~26% | 35%~39% |
| 肥胖 | 27%~45% | 40%~45% |

### （二）主观全面营养评估法

主观全面营养评估法（subjective global assessment of nutritional status，SGA）是德国人德赛兹（Deskeyz）于 1987 年首先提出，是根据病史和体格检查评价患者营养状况的一种主观评价方法，是一个可重复、简便易行、经济、无创地评估营养状态的方法。

#### 1. 传统的 SGA

传统的 SGA 是根据患者既往体重变化（近 2 周体重下降的情况）、饮食情况、胃肠道症状（如恶心呕吐、腹泻腹痛等）、活动能力、并发症、水肿、皮下脂肪和肌肉消耗程度 8 项指标进行评估，这一评估方法与实验室检查有很高的一致性。主要是根据体表测量、体格检查结果进行判断，每项评估结果分为 A、B、C 三个等级，A 级为良好，B 级为轻中度影响，C 级为重度影响。评估标准：5 项以上属于 C 级或 B 级，可定为重度或中度营养不良，如表 5-1-7 所示。

表 5-1-7　传统 SGA 评估内容及标准

| 指标 | A 级 | B 级 | C 级 |
|---|---|---|---|
| 近期体重改变 | 无 / 升高 | 减少 < 5% | 减少 < 5% |
| 饮食改变 | 无 | 减力 | 不进食 / 低热量流食 |
| 胃肠道症状 | 无 / 食欲减退 | 轻微恶心、呕吐 | 严重恶心呕吐 |
| 活动能力改变 | 无 / 减退 | 能下床走动 | 卧床 |
| 应激反应 | 无 / 低度 | 中度 | 高度 |
| 肌肉消耗 | 无 | 轻度 | 重度 |
| 三头肌皮褶厚度 /mm | 正常（> 8） | 轻度减少（6.5~8） | 重度减少（< 6.5） |
| 踝部水肿 | 无 | 轻度 | 重度 |

注：①体重变化是考虑过去或近 2 周的，若过去 5 个月变化显著，但近 1 个月无丢失或增加，或近 2 周经治疗后体重稳定，则体重丢失一项不予考虑。②胃肠道症状至少持续 2 周，偶尔 1~2 次不予考虑。③应激反应：大面积烧伤、高烧或大量出血属于高应激，长期发热、慢性腹泻属中应激，长期低热或恶性肿瘤属低应激。

## 2. 改良 SGA

在临床应用中，传统 SGA 评估表格经过改良修正成为 4 项 7 分模式，这使 SGA 具有很好的预测价值。评定标准：营养正常（6~7 分或近期有明显改善），轻中度营养不良（3~5 分），重度营养不良（1~2 分），如表 5-1-8 所示。

表 5-1-8　改良 SGA 主要内容及评价标准

| 指标 | 3 分 | 2 分 | 1 分 |
|---|---|---|---|
| 体重下降 /% | < 5 | 5~10 | > 10 |
| 饮食改变 | 无 | 偶尔 | 经常或持续 2 周 |
| 皮下脂肪厚度 | 无 | 轻、中度 | 全身 |
| 肌肉消耗、疲劳 | 无明显乏力 | 踝部或胫部 | 活动不便多卧床 |

营养评估是健康管理和疾病防治的重要环节，上述营养评估方法在临床工作中是综合应用的，并不是仅依靠单一指标判断患者的营养状况。通过对个体或群体的营养状况进行全面、系统的评价，为制订科学合理的膳食营养计划提供依据。通过营养评估，医护人员可以及时发现营养不足、营养过剩或营养失

衡等问题，从而采取相应的干预措施，改善个体的营养状况，促进健康。

刘宪丽

# 第二节 慢性肾脏营养治疗

## 一、概述

营养治疗，也称为"营养支持"或"营养疗法"，是一种通过调整饮食或给予营养补充剂来满足人体营养需求的治疗方法。其目的在于补充机体因各种原因导致的营养素缺乏，纠正代谢紊乱，促进疾病的康复和维持患者的营养状态。

## 二、营养治疗的方式

### （一）肠内营养

肠内营养适用于长期无法正常饮水或进食的患者，如胃肠道瘘、肝肾功能衰竭、丧失咀嚼能力、意识障碍、吞咽困难等患者。肠内营养有利于内脏蛋白质的合成以及代谢调节，能够改善肠道黏膜功能及结构。

### （二）肠外营养

肠外营养适用于存在胃肠道营养功能障碍的患者，如接受大剂量化疗放疗、严重营养不良、胃肠道梗阻等患者。肠外营养能通过调节补液配方，在较短的时间内满足人体所需的蛋白质量及热量，还能避免肠内营养并发症。

## 三、慢性肾脏病营养治疗的必要性

流行病学调查显示，全球慢性肾脏病（chronic kidney disease，CKD）患病率约为 14.3%，中国 CKD 患病率约为 10.8%。CKD 患病率高、预后差、医疗费用昂贵，已成为严重影响国人健康的重要公共卫生问题。随着肾功能的下降，CKD 患者心血管事件和死亡风险显著升高。CKD 进展至终末期肾病（end-stage renal disease，ESRD）后依赖透析或肾移植维持生命，给患者家庭和社会带来沉重的经济负担。

营养不良是 CKD 常见并发症，是 CKD 发生、进展以及心血管事件与死亡的危险因素。其临床表现为疲劳、乏力、体重减轻、免疫力下降、血清白蛋白浓度下降等。但这些临床表现特异性差，且不能反映 CKD 引起营养不良的全部发病机制。CKD 进展中发生的蛋白代谢异常，尤其是肌肉蛋白质合成、分解异常是导致患者营养不良的重要因素。2008 年，国际肾脏病营养与代谢学会提出蛋白质能量消耗（protein-energy wasting，PEW）的概念：机体摄入不足、需要增加或营养额外丢失，从而引起体内蛋白质和能量储备下降，不能满足机体的代谢需求，进而引起的一种营养缺乏状态，临床上表现为体重下降、进行性骨骼肌消耗和皮下脂肪减少等。我国 CKD 患者营养不良的患病率为 22.5%~58.5%；血液透析患者营养不良的患病率为 30.0%~66.7%，腹膜透析患者营养不良的患病率为 11.7%~47.8%。《中国慢性肾脏病营养治疗临床时间指南（2021 版）》指出：关注 CKD 患者营养问题，将营养治疗贯穿于整个 CKD 治疗过程，对于提高 CKD 整体诊治水平延缓疾病进展、改善患者预后以及减少医疗费用支出有着非常重要的意义。

## 四、CKD 营养治疗的原则

《中国慢性肾脏病营养治疗临床实践指南（2021 版）》依据 CKD 分期及是否伴有糖尿病，制订相应的营养治疗方案。

### （一）CKD G1—2 期非糖尿病患者营养治疗

1. 蛋白质

（1）CKD G1—2 期患者应避免高蛋白饮食 [ > 1.3 g/（kg·d）) ]。

（2）非持续性大量蛋白尿的 CKD G1—2 期患者推荐蛋白摄入量 0.8 g/

（kg·d），不推荐蛋白质摄入＜ 0.6 g/（kg·d）。

（3）对大量蛋白尿的 CKD G1—2 期患者，建议蛋白摄入量 0.7 g/（kg·d），同时加用酮酸治疗。

2. 能量

建议在保证足够热量摄入的同时，维持相对稳定的健康体重，CKD 患者的体重变化不超过 5%；鼓励超重或肥胖患者减肥，使 BMI 接近 18.5~24.9 kg/m²，肥胖患者体重的减轻有利于 CKD 的改善。

3. 液体及无机盐

（1）饮食钠摄入量不超过 100 mmol/d（钠 2.3 g/d 或食盐 6 g/d）。

（2）患有持续性高钾血症的 CKD G1—2 期患者限制饮食钾摄入量。

（3）CKD G1—2 期患者适量多吃水果和蔬菜以减少净酸产量。

**（二）CKD G1—2 期糖尿病患者营养治疗**

1. 蛋白质

CKD G1—2 期糖尿病患者避免高蛋白摄入［＞ 1.3 g/（kg·d）］，建议蛋白质摄入量为 0.8 g/（kg·d）。

2. 热量

CKD G1—2 期糖尿病患者热量摄入为 30~35 kcal/（kg·d）（1 kcal=4.184 kJ），对于肥胖的 CKD G1—2 期糖尿病患者建议减少热量摄入至 1500 kcal/d；老年 CKD G1—2 期的糖尿病肾脏病（DKD）患者可考虑减少至 30 kcal/（kg·d）。无论是 DKD 还是非 DKD、透析或非透析的 CKD 患者，KDOQI 指南和国际肾脏营养与代谢学会均建议总能量为 30~35 kcal/（kg·d），并根据身体活动水平进行调整。例如，在久坐的老年患者中 30 kcal/（kg·d）的热量摄入可能已足够。存在肥胖或超重的 CKD G1—2 期糖尿病患者，控制肥胖或超重也是防止 CKD 发生和发展的重要策略。对于超重或肥胖的 2 型糖尿病患者，建议女性摄入热量减少至 1 200~1 500 kcal/d，男性摄入热量减少至 1 500~1 800 kcal/d 以达到控制体重的目的。但是，在糖尿病患者中应避免以富含蛋白质的饮食替代富含碳水化合物的饮食，以免促进 CKD 进展。

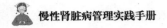 

3. 钠

CKD G1—2 期糖尿病患者推荐钠摄入量限制在 2.3 g/d（食盐 6 g/d），但不推荐严格限制钠的摄入（＜ 3 g 食盐）。

**（三）CKD G3—5 期非糖尿病患者营养治疗**

1. 蛋白质

CKD G3—5 期非糖尿病患者低蛋白饮食［0.6 g/（kg·d）］或极低蛋白饮食［0.3 g/（kg·d）］，联合补充酮酸制剂。

2. 热量

CKD G3—5 期非糖尿病患者热量摄入为 30~35 kcal/（kg·d）。另可以根据患者年龄、性别、去脂体重以及其他因素个体化调整热量的摄入。

3. 钠

推荐 CKD G3—5 期非糖尿病患者限制饮食中钠的摄入（＜ 2.3 g/d）以降低血压和控制容量。

4. 钾

高钾血症是 CKD 患者全因死亡的独立危险因素。当血钾＞ 5.0 mmol/L，CKD 患者心血管事件和死亡风险升高。CKD G3—5 期非糖尿病患者个体化调整饮食中钾的摄入以保证血钾在正常范围。

5. 磷

CKD G3—5 期非糖尿病患者限制饮食中磷的摄入以维持血磷在正常范围。进行限磷饮食治疗时，应考虑摄入磷的来源（动物、蔬菜和食品添加剂）2007 年 KDOQI 指南推荐 CKD 患者磷摄入限制在 800~1 000 mg/d。2019 年《中国 CKD 矿物质和骨异常诊治指南建议》CKD G3a—G5D 期患者，血磷超过目标值，应限制饮食磷摄入 800~1 000 mg/d，或联合其他降磷治疗措施。应选择磷/蛋白比值低、磷吸收率低的食物，限制含有大量磷酸盐添加剂的食物摄入。

6. 钙

未服用活性维生素 D 的 CKD G3—4 期患者每天摄入元素钙的量 800~

1 000 mg/d（包括食物来源的钙、钙片和含钙的磷结合剂），以维持钙平衡。

7. 维生素 D

维生素 D 缺乏在 CKD G3—5 期患者中常见。2003 年 K/DOQI 指南和 2017 年 KDIGO 指南均推荐合并矿物质及骨代谢紊乱的 CKD 患者补充维生素 $D_2$ 或 $D_3$。补充维生素 $D_2$ 和 $D_3$ 可有效提高 CKD G3—5 期患者血清 25（OH）D 浓度。

### （四）CKD G3—5 期糖尿病患者营养治疗

1. 蛋白质

推荐 CKD G3—5 期糖尿病且代谢稳定的患者蛋白质摄入量为 0.6 g/（kg·d），并可补充酮酸制剂 0.12 g/（kg·d），平衡饮食蛋白结构。

2. 热量

根据患者年龄、性别、体力活动、身体成分、目标体重等制定个体化热量摄入量，以维持正常的营养状况。CKD G3—5 期糖尿病患者热量摄入为 30~35 kcal/（kg·d）。可以摄入全谷类、纤维素、新鲜水果、蔬菜等低糖食物以保证充足的热量。

3. 液体和无机盐

根据尿量情况，适当限制及调整液体摄入量，维持机体液体平衡。根据血压、水肿及血钠情况调整钠盐的摄入，钠摄入量＜ 2.3 g/d（相当于食盐 6 g/d）。

4. 磷

CKD G3—5 期糖尿病患者磷的摄入量参考非糖尿病患者。

5. 钙

CKD G3—5 期糖尿病患者钙的摄入量参考非糖尿病患者。

6. 钾

CKD G3—5 期糖尿病伴高钾血症患者减少饮食中钾的摄入，必要时口服降钾药物。

**（五）维持性血液透析（maintenance hemodialysis，MHD）患者营养治疗**

1. 蛋白质

建议血液透析患者蛋白质摄入量 1.0~1.2 g/［（kgIBW）·d］（其中 IBW 为理想体重）。摄入的蛋白质 50% 以上应为高生物价蛋白。低蛋白饮食的血液透析患者补充复方 α - 酮酸制剂 0.12 g/（kg·d）可以改善患者营养状态。

2. 热量

根据患者年龄、性别、体力活动水平、身体成分、目标体重、合并疾病和炎症水平等，制定个体化热量平衡计划。MHD 患者饮食能量需求与健康人类似。建议 MHD 患者热量摄入为 35 kcal/［（kgIBW）·d］，60 岁以上患者、活动量较小、营养状况良好者（血清白蛋白＞ 40 g/L，SGA 评分 A 级）可减少至 30~35 kcal/［（kgIBW）·d］。

3. 液体和无机盐

透析间期体重增加＜干体重的 5.0%。控制钠盐摄入（食盐＜ 5 g/d）。控制高钾饮食，保持血清钾在正常范围内。

4. 钙、磷的摄入

根据患者血钙水平及同时使用的活性维生素 D、拟钙剂等调整元素钙的摄入。MHD 患者磷摄入量 800~1 000 mg/d。推荐不限制蛋白质摄入的前提下限制磷摄入，选择低磷 / 蛋白比值的食物，减少含磷食品添加剂。控制蛋白质摄入［0.8 g/（kg·d）］联合复方 α - 酮酸可改善血液透析患者的高磷血症。

5. 维生素和微量元素

对于长期饮食摄入不足的血液透析患者，可补充多种维生素，包括所有水溶性维生素和必需微量元素，以预防或治疗微量营养素缺乏症。

**（六）维持性腹膜透析患者营养治疗治疗**

1. 蛋白质

无残余肾功能患者蛋白质摄入量 1.0~1.2 g/（kg·d），有残余肾功能患者

0.8~1.0 g/（kg·d）。摄入的蛋白质 50% 以上为高生物价蛋白。全面评估患者营养状况后，个体化补充复方 α- 酮酸制剂 0.12 g/（kg·d）。

2. 热量

患者热量摄入为 35 kcal/［（kgIBW）·d）］，60 岁以上患者、活动量较小、营养状况良好者（血清白蛋白＞ 40 g/L，SGA 评分 A 级）可减少至 30~35 kcal/［（kgIBW）·d］。计算能量摄入时，应减去腹膜透析时透析液中葡萄糖被人体吸收的热量。

3. 液体和无机盐

腹膜透析患者常处于容量超负荷状态，水钠潴留可导致高血压、肺水肿、心力衰竭等并发症。容量情况稳定的腹膜透析患者每日液体摄入量 =500 mL+ 前 1 天尿量 + 前 1 天腹膜透析净脱水量。

**（七）肾移植受者营养治疗实施方案**

1. 蛋白质

移植术后 3 个月内推荐高蛋白饮食，蛋白质摄入量 1.4 g/（kg·d）；移植术后 3 个月后推荐限制 / 低蛋白饮食，蛋白质摄入量 0.6~0.8 g/（kg·d）为宜，并可补充复方 α- 酮酸制剂 0.12 g/（kg·d）。

2. 热量

肾移植术后患者早期阶段热量摄入维持在 30~35 kcal/（kg·d），稳定阶段维持在 25~30 kcal/（kg·d）。

3. 液体和无机盐

肾移植受者若尿量正常，一般不限制液体摄入量。肾移植术后患者进一步控制高血压，将钠摄入量限制在 3 g/d。

4. 钙和磷的摄入

补充维生素 D 有益于成年肾移植受者的骨矿物质密度。钙和维生素 D 补充联合治疗比单独补充维生素 D 更有效地保持骨矿物质密度。饮食方面建议每天钙摄入量为 800~1 500 mg。每天磷摄入量为 1 200~1 500 mg。

## 五、营养治疗要点

### （一）食物多样，分期选配

建议 CKD 患者保持食物种类丰富多样，每天至少摄入 12 种食物，每周达 25 种以上。在平衡膳食的基础上，根据疾病分期选配食物种类和质量。

### （二）能量充足，体重合理

确保患者获得足够的能量以维持正常生理功能，并将体重控制在合理范围内。

### （三）蛋白适量，合理摄入

根据患者的疾病分期和营养需求，选择适当的蛋白质种类和摄入量。优质蛋白应占蛋白质总量的 50% 以上。为了指导肾脏病患者简单方便控制蛋白摄入量，我国学者制定了中国肾病食物交换份（表 5-2-1）。它是根据食物的蛋白含量分为三种（含蛋白质量分别为 0~1 g、4 g、7 g），每份食物重量和所提供能量可能不同，但是所含蛋白质量相同。

表 5-2-1　中国肾病食物交换份

| 蛋白质 | 种类 | | |
|---|---|---|---|
| 0~1 g | 油脂类<br>（10 g，90 kcal） | 瓜果蔬菜<br>（200g，50~90 kcal） | 淀粉类<br>（50 g，180 kcal） |
| 4 g | 坚果类<br>（20 g，90 kcal） | 谷薯类<br>（50 g，180 kcal） | 绿色蔬菜<br>（250 g，50 kcal） |
| 7 g | 肉蛋类<br>（50 g，90 kcal） | 豆类<br>（35 g，90 kcal） | 低脂奶类<br>（240 g，90 kcal） |

### （四）蔬菜充足，水果适量

鼓励患者适当进食蔬菜水果，以补充充足的维生素和矿物质。但 DKD 患者需适当减少水果摄入量。

## 六、个性化营养治疗方案

患者应在临床营养师和专科医生等专业人员的指导下，根据具体情况设计个性化食养方案。定期患者的监测营养状态并根据其病情调整方案以确保营养治疗的有效性和安全性。

CKD 患者的营养治疗方案需要综合考虑患者的疾病阶段、营养需求以及个人的饮食偏好。通过合理的营养评估和监测以及个性化的食养方案，可以改善患者的营养状况并提高生活质量。

刘宪丽

## 参考文献

［1］中国医师协会肾脏内科医师分会，中国中西医结合学会肾脏疾病专业委员会营养治疗指南专家协作组.中国慢性肾脏病营养治疗临床实践指南（2021 版）［J］.中华医学杂志，2021，101（8）：539-559.

［2］上海市肾内科临床质量控制中心专家组.慢性肾脏病早期筛查、诊断及防治指南（2022 年版）［J］.中华肾脏病杂志，2022，38（5）：453-464.

［3］程改平，石运莹，刘婧，等.由 KDOQI 及 KDIGO 2020 年指南探讨慢性肾脏病患者蛋白质和能量摄入推荐量［J］.中华医学杂志，2021，101（18）：1287-1290.

［4］程改平，秦伟，刘婧，等.《KDOQI 慢性肾脏病营养临床实践指南 2020 更新版》解读［J］.中国全科医学，2021，24（11）：1325-1332.

［5］中国医师协会肾脏内科医师分会肾性贫血指南工作组.中国肾性贫血诊治临床实践指南［J］.中华医学杂志，2021，101（20）：1463-1502.

［6］中国医师协会肾脏内科医师分会维生素 D 实践方案专家协作组.维生素 D 及其类似物在慢性肾脏病患者中应用的中国实践方案（2019 版）［J］.中华内科杂志，2020，59（2）：104-116.

［7］刘琳，姜世敏，李文歌.老年慢性肾脏病合并糖尿病的营养治疗［J］.中国实用内科杂志，2019，39（11）：933-936.

［8］马登艳，刘敏.慢性肾脏病随访管理实用手册［M］.成都：四川科学技术出版社，

2021.

［9］左力.慢性肾脏病管理手册［M］.北京：人民卫生出版社，2018.

［10］尹建华，陈颖，赵红，等.营养指导联合饮食控制对慢性肾脏病病人自我管理和营养状况的影响［J］.护理研究，2023，37（9）：1672-1675.

［11］农永丽，滕海英，莫艳珍，等."三师一患"一体化营养管理在慢性肾脏病病人中的应用［J］.护理研究，2022，36（14）：2566-2571.

［12］姜改英，李莉.慢性肾脏病 3~5 期病人饮食需求的质性研究［J］.护理研究，2021，35（8）：1496-1498.

［13］陈靖，张倩.老年慢性肾脏病患者营养管理［J］.肾脏病与透析肾移植杂志，2019，28（6）：548-549.

［14］程晓佩，于文永.慢性肾脏病病人饮食与营养评估工具的研究进展［J］.护理研究，2023，37（9）：1620-1623.

［15］栗达，闫洁，孙嫱.儿童慢性肾脏病营养评估及治疗临床策略研究进展［J］.中华儿科杂志，2023，61（2）：186-189.

［16］刘海洋，刘虹.慢性肾脏病营养治疗的研究进展［J］.中国血液净化，2020，19（4）：259-262.

［17］谭荣韶.肾脏病营养与膳食指导［M］.长沙：湖南科学技术出版社，2019.

［18］林惠凤.慢性肾脏病自我护理［M］.上海：上海科学技术出版社，2020.

# 第六章

# 慢性肾脏病患者的用药管理

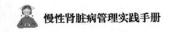

# 第一节　慢性肾脏病药物基本知识

慢性肾脏病（chronic kidney disease，CKD）是一种常见的疾病，是各种原因引起的慢性肾脏结构和功能障碍，早期并无明显症状，随着疾病进展，肾功能受损加重，进而出现不同系统的并发症，严重影响患者生命安全。药物治疗是其综合管理的重要组成部分。

安全用药是根据患者疾病和机体情况，开具具有针对性的药物及其剂型，旨在实现疾病的有效治疗，这也是患者疾病康复过程的关键环节之一。若药物使用不当，不仅不利于患者病情好转，甚至可能会加重病情，使患者错失治疗的最佳时机。因此，确保药物的安全使用至关重要。药物治疗应当强调早期、综合、可持续性及个体化防治等原则。同时，要重视 CKD 患者的药代动力学和药效动力学可能发生的变化。尤其是在肾小球滤过率（glomerular filtration rate，GFR）中重度下降（CKD G3b—5 期）时，以及 CKD G5 期患者应用透析治疗时，患者的药代动力学变化则更为显著，此时需对多种药物的剂量适当调整，多数情况下需减少剂量，以确保药物的安全性与疗效。因此，在治疗慢性肾脏病时，药物的选择和使用需要考虑患者的肾功能状况、药物的代谢和排泄途径、药物的副作用以及可能的药物相互作用。

## 一、肾脏的功能和药物代谢特点

### （一）肾脏功能与药物代谢

肾脏在药物代谢中发挥重要作用，尤其是在肾小球滤过、肾小管分泌和重吸收过程。肾功能不全时，药物代谢和排泄可能受到影响，导致药物在体内蓄积，增加毒副作用的风险。

### （二）药物剂量调整

慢性肾脏病患者往往需要根据肾功能水平调整药物剂量，以避免药物过量。常用的调整方法包括根据 GFR 调整剂量和使用特定的剂量调整公式调整剂量。

## （三）药物禁忌和慎用

某些药物在肾脏疾病患者中是禁忌或需要慎用的，如非甾体抗炎药（nonsteroidal anti- inflammatory drug，NSAID）可能会加重肾功能损害和引起电解质紊乱。

## （四）药物副作用和相互作用

肾脏疾病患者在使用药物时更容易出现副作用，尤其是在使用多种药物时，药物相互作用的风险增加。因此，医生需要仔细评估患者的整体用药情况，以减少潜在的药物相互作用。

## （五）特殊药物类别

在肾病治疗中，一些特殊的药物类别如肾素 - 血管紧张素 - 醛固酮系统抑制剂（renin-angiotensin-aldosterone system inhibitor，RAASi）、利尿剂、磷结合剂等，在控制血压、减少蛋白尿、调节电解质和酸碱平衡等方面发挥着重要作用。

## （六）药物监测

对于某些药物，如免疫抑制剂、抗生素和抗凝血药，可能需要进行血药浓度监测，以确保药物在治疗范围内。

## （七）患者教育和药物依从性

教育患者理解药物治疗的必要性、药物的副作用和潜在的药物相互作用，以及如何正确服用药物，对于提高患者的依从性和治疗效果至关重要。

## 二、CKD 患者用药的时相关因素

### （一）血压控制

对于 CKD 患者，血压控制是治疗的重要组成部分。尽管在最佳血压控制目标上，不同的研究有不同的看法，但一般建议血压维持在合理范围内。例如，肾病饮食改善研究、美国非裔肾病和高血压研究表明，强化血压控制可能对某

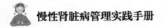

些患者有益，尤其是那些基线蛋白尿较高的患者。

### （二）血糖控制

对于糖尿病合并 CKD 的患者，血糖控制同样重要。糖尿病和心血管行动试验显示，强化血糖控制可以显著降低终末期肾病的风险。

### （三）药物治疗

#### 1. ACEI 和 ARB

此类药物是治疗 CKD 的常用药物，可以减缓肾脏疾病的进展并降低心血管疾病的风险。研究表明，对于非糖尿病性 CKD，使用 ACEI 可以降低肾脏替代治疗（renal replacement therapy，RRT）的风险。

#### 2. SGLT-2 抑制剂

近十年的研究表明，此类药物对伴或不伴糖尿病的 CKD 患者均有心肾保护作用。此外，SGLT-2 抑制剂可以降低不同肾脏结局的发生风险。

#### 3. GLP-1 受体激动剂

此类药物已被证实可改善 2 型糖尿病患者的肾脏结局，降低肾脏复合结局的风险。

#### 4. 盐皮质激素受体拮抗剂（MRA）

这些药物可用作 RAAS 抑制剂的辅助治疗，特别是在有白蛋白尿和（或）合并糖尿病的患者中。

### （四）生活方式调整

除了药物治疗，生活方式的调整也是 CKD 治疗的重要组成部分，包括合理饮食管理、适量运动和戒烟等。

## 三、特殊时期 CKD 患者用药指南

CKD 患者在特殊时期的用药指南，包括儿童时期、孕期和肾移植术后。

### （一）儿童时期

CKD 患儿的药物治疗应特别谨慎，鉴于其肾脏功能仍处于发育阶段。药物的选择和剂量应根据患儿的具体情况调整，并且需要密切监测药物的副作用和疗效。

### （二）孕期

孕期中的 CKD 患者的治疗需要特别谨慎，因为药物可能对胎儿造成影响。医生应基于孕妇的肾脏功能及其胎儿的发育情况来选择合适的药物并调整剂量。孕妇应严格遵循医嘱，避免使用任何可能危害胎儿的药物。

### （三）肾移植术后

肾移植术后患者需要长期服用免疫抑制剂以防止器官排斥。某些药物可能会有严重的副作用，包括增加感染、患癌的风险。患者应定期进行血液检查并监测药物浓度，以确保药物的有效性和安全性。

## 四、CKD 患者用药管理注意

（1）药物剂量应根据患者的 GFR 进行调整，以避免药物积累和肾毒性。

（2）患者应避免使用可能对肾脏有害的药物，如某些抗生素、NSAID 和造影剂。

（3）患者应定期进行血液和尿液检查，以监测药物的副作用和肾脏功能。

（4）患者应遵循医生的处方和指导，不要自行增减药物剂量或停药。在实际临床应用中，应根据患者的具体情况和医生的建议进行个体化治疗。

于晓涵

# 第二节　慢性肾脏病常用药物及注意事项

慢性肾脏病患者在使用药物时需要特别注意，因为肾脏功能下降会影响药物的代谢和清除，增加药物的副作用和毒性风险。本节将介绍几类常用的药物及其用药注意事项。

## 一、糖皮质激素类药物

糖皮质激素类药物是一类广泛应用于治疗多种炎症性和免疫性疾病的药物，如哮喘、类风湿性关节炎、系统性红斑狼疮等。在使用糖皮质激素类药物时如泼尼松、甲泼尼龙等，需要注意以下几点。

### （一）遵医嘱用药

糖皮质激素的使用剂量和疗程应严格遵循医生的指导，不可自行增减剂量或停药。

### （二）监测副作用

糖皮质激素可能会引起一系列副作用，包括但不限于体重增加、血糖升高、血压升高、骨质疏松、肌肉无力、易感染、情绪波动等。患者应定期进行血液、血压、血糖等相关检查，以便及时发现并处理这些副作用。

### （三）逐渐减量

长期使用糖皮质激素后，应逐渐减量而不是突然停药，以减少撤药反应和反跳现象。

### （四）预防感染

糖皮质激素会抑制免疫系统，增加感染的风险。患者应采取适当的预防措施，如避免接触感染源、注意个人卫生、及时接种疫苗等。

### （五）饮食和生活方式

患者应保持健康的生活方式，包括均衡饮食、适量运动和充足睡眠等，这有助于减轻糖皮质激素的副作用。

### （六）心理健康

糖皮质激素的使用可能会影响患者的情绪和心理健康。患者应与家人、朋友和医生保持良好的沟通，必要时寻求心理支持。

### （七）药物相互作用

在使用糖皮质激素的同时，患者应告知医生其当前使用的所有药物，以避免潜在的药物相互作用。

### （八）特殊人群

孕妇、哺乳期妇女、儿童、老年人、糖尿病患者、高血压患者等特殊人群在使用糖皮质激素时，应在医生指导下进行，并格外小心。

### （九）应对急性应激

长期使用糖皮质激素的患者在遇到急性应激情况（如手术、感染、创伤等）时，可能需要额外补充糖皮质激素，以防止肾上腺功能不足。

患者在使用糖皮质激素类药物时，应与医生保持密切联系，及时报告任何不寻常的症状或副作用。同时，患者应遵循医嘱，进行定期的体检和实验室检测，以确保药物的安全性和有效性。

## 二、免疫抑制剂

免疫抑制剂（如环孢素、他克莫司等），主要用于抑制或减弱机体免疫反应，常用于治疗自身免疫性疾病。新型生物制剂则主要以炎症过程或免疫反应中的特定分子或受体为靶目标的单克隆抗体或天然抑制分子的重组产物。迄今为止，在国际上探索生物制剂治疗肾小球疾病的研究中，以抗 CD20 单抗——利妥昔单抗（rituximab）为主，其他如 B 细胞激活因子（B cell activating factor，BAFF）特异性抑制剂——贝利木单抗（belimumab）、肿瘤坏死因子 - α（tumor necrosis factor-α，TNF-α）拮抗剂——英夫利昔（infliximab）、补体 C5 的单克隆阻断剂——依库珠单抗（eculizumab）。这些药物的药效受食物影响较大，需要维持稳定的血药浓度。建议在空腹、餐前至少 1 小时或餐后至少 2 小时服用，并且每天固定时间、固定方式地服用。

在使用免疫抑制剂时，患者需要注意以下几点。

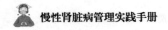

### （一）遵医嘱用药

患者应严格按照医生的指导使用免疫抑制剂，不可自行调整剂量或停药。

### （二）监测副作用

免疫抑制剂可能会引起一系列副作用，包括但不限于感染、高血压、糖尿病、电解质紊乱等。因此，患者应定期进行血液检查和其他相关检查，以便及时发现并处理这些副作用。

### （三）预防感染

免疫抑制剂会降低机体的免疫能力，使患者更容易感染细菌、病毒和真菌。因此，患者应采取适当的预防措施，如避免接触感染源、注意个人卫生、及时接种疫苗等。

### （四）避免暴露于有害物质

患者尽可能避免暴露于有害化学物质、辐射等，此类物质可能增加患者的感染风险或与其他药物产生不良反应。

### （五）饮食和生活方式

患者应保持健康的生活方式，包括均衡饮食、适量运动和充足睡眠，有助于减轻免疫抑制剂的副作用。

### （六）生育计划

某些免疫抑制剂可能会对胎儿造成影响。女性患者在使用免疫抑制剂期间应避免妊娠，或在医生的指导下进行生育计划。

### （七）药物相互作用

在使用免疫抑制剂的同时，患者应告知医生他们正在使用的所有其他药物，以避免潜在的药物相互作用。

### （八）心理健康

免疫抑制剂的使用可能会影响患者的情绪和心理健康。患者在使用免疫抑制剂时，应与医生保持密切联系，及时报告任何不寻常的症状或副作用，并与家人、朋友保持良好的沟通，必要时寻求心理支持。同时，患者应遵循医生的建议，进行定期的体检和实验室检测，以确保药物的安全性和有效性。

## 三、降压药

### （一）降压药物主要分为以下几类

1. 利尿剂

利尿剂如氢氯噻嗪、呋塞米等，通过增加尿量、减少体内液体和钠离子的含量，降低血压。

2. β - 受体阻滞剂

β - 受体阻滞剂如美托洛尔、阿替洛尔等，通过减少心脏的负荷和心率，降低血压。

3. 钙通道阻滞剂

钙通道阻滞剂如硝苯地平、氨氯地平等，通过阻止钙离子进入心脏和血管肌肉细胞，放松血管，降低血压。

4. 血管紧张素转换酶抑制剂

血管紧张素转换酶抑制剂如依那普利、赖诺普利等，通过抑制使血管收缩的血管紧张素转换酶，放松血管，降低血压。

5. 血管紧张素Ⅱ受体拮抗剂

血管紧张素Ⅱ受体拮抗剂如洛萨坦、厄贝沙坦等，通过抑制使血管收缩的血管紧张素Ⅱ的作用，放松血管，降低血压。

6. α - 受体阻滞剂

α - 受体阻滞剂如多沙唑嗪、特拉唑嗪等，通过阻止肾上腺素的收缩血管作用，放松血管，降低血压。

7. 中枢作用的降压药

中枢作用的降压药如甲基多巴等，通过直接中枢神经系统作用，降低血压。

8. 直接血管扩张剂

直接血管扩张剂如肼屈嗪等，直接扩张血管，降低血压。

## （二）降压药的注意事项

1. 遵医嘱用药

患者应遵照医生的指导使用降压药，不要自行调整剂量或停药。

2. 监测血压

患者应定期监测血压，以评估药物效果。

3. 了解副作用

每种降压药都有可能产生副作用，如利尿剂可能导致低钾、β-受体阻滞剂可能减慢心率等。患者应了解并注意这些副作用，并及时与医生沟通。

4. 生活方式调整

患者应保持健康的生活方式，包括合理饮食、适量运动、限制酒精摄入、戒烟等，有助于提高降压药的疗效。

5. 药物相互作用

患者应告知医生当前使用的所有药物，包括非处方药和补充剂，以避免药物相互作用。

6. 定期体检

患者应定期进行体检和实验室检测，如血液、尿液、心电图等，以监测药物的效果和潜在的副作用。

7. 特殊人群使用

孕妇、哺乳期妇女、老年人、儿童等特殊人群在使用降压药时应格外小心，并在医生指导下使用。

8. 不可突然停药

除非医生指示，严禁患者突然停用降压药，以免引起血压反弹。

## 四、纠正贫血的药物

纠正贫血的药物包括促红细胞生成素和铁剂。

### （一）促红细胞生成素

促红细胞生成素包括天然的人体促红细胞生成素和基因重组的人促红细胞生成素。促红细胞生成素注射方法一般包括皮下注射、静脉滴注，治疗频率为通常每周 3 次。促红细胞生成素可以显著提高血红蛋白水平，改善贫血症状。

### （二）铁剂

铁是红细胞生成的重要成分，肾性贫血患者往往存在铁缺乏。可以通过口服铁剂或静脉注射铁剂来治疗。相对于铁剂，静脉注射铁剂可能更有效，且对胃肠道的副作用较小。

### （三）使用纠正贫血药物的注意事项：

1. 监测血红蛋白水平

在使用促红细胞生成素治疗期间，需要定期监测血红蛋白水平，以调整药物剂量，避免血红蛋白水平过高或过低。

2. 避免过量

过量使用促红细胞生成素可能引起血红蛋白水平过高，增加心血管事件的风险，因此应严格遵照医嘱使用。

3. 监测血压

促红细胞生成素治疗可能引起血压升高，需要定期监测血压，并根据个体情况调整降压药物。

4. 注意铁的补充

患者应在医生的指导下补充铁剂，过量补充铁剂可能导致铁过载，引起不良反应。

5. 药物相互作用

患者应告知医生正在使用的所有药物，包括非处方药和补充剂，以避免药物相互作用。

6. 特殊人群使用

孕妇、哺乳期妇女、老年人、儿童等特殊人群在使用治疗肾性贫血的药物时应格外小心，并在医生指导下使用。

7. 定期体检

患者应定期进行体检和实验室检测，如血液、尿液等，以监测药物的效果和潜在的副作用。

## 五、利尿剂

常用的利尿剂包括以下几类

### （一）噻嗪类利尿剂

噻嗪类利尿剂（如氢氯噻嗪）通过抑制肾脏中的钠 - 氯共转运体，减少钠和水的重吸收。

### （二）袢利尿剂

袢利尿剂（如呋塞米、布美他尼）作用于肾脏的髓袢升支，抑制钠、氯和钾的再吸收。

### （三）保钾利尿剂（如螺内酯、氨苯蝶啶）

保钾利尿剂（如螺内酯、氨苯蝶啶）通过抑制钠通道或增加钾分泌，减少钠的重吸收并保留钾。

### （四）碳酸酐酶抑制剂

碳酸酐酶抑制剂（如乙酰唑胺）通过抑制碳酸酐酶，减少氢离子的产生，从而减少钠和水的重吸收。

### （五）渗透性利尿剂

渗透性利尿剂（如甘露醇）通过在肾小管中产生高渗透压，阻止水分的再吸收。

### （六）利尿剂的注意事项

1. 遵医嘱用药

患者应遵照医生的指导使用利尿剂，不可自行调整剂量或停药。

2. 监测电解质平衡

利尿剂可能导致电解质失衡，如低钠、低钾、低镁等，患者用药期间需要定期检查电解质水平。

3. 监测血压和液体状态

患者应定期监测血压和体重，以评估药物效果和液体状态。

4. 了解副作用

利尿剂可能引起一系列副作用，如低血压、脱水、肌肉痉挛、尿酸升高、耳毒性等。患者应了解并注意这些副作用，并及时与医生沟通。

5. 饮食调整

患者应保持适当的钠和液体摄入，避免过度限制或摄入过多。

6. 药物相互作用

患者应告知医生正在使用的所有药物，包括非处方药和补充剂，以避免药物相互作用。

7. 特殊人群使用

孕妇、哺乳期妇女、老年人、儿童等特殊人群在使用利尿剂时应格外小心，并在医生指导下使用。

8. 不可突然停药

除非医生指示，严禁患者突然停用利尿剂，以免引起液体潴留和血压反弹。

## 六、常用的口服降糖药物分类

### （一）磺脲类促进胰岛素分泌类的药物

磺脲类促进胰岛素分泌类的药物包括格列齐特、格列吡嗪、格列美脲、格列喹酮等。

**（二）非磺脲类促进胰岛素分泌类的药物**

非磺脲类促进胰岛素分泌类的药物包括瑞格列奈、那格列奈等。

**（三）双胍类药物**

常用的双胍类药物为二甲双胍。

**（四）抑制葡萄糖吸收类的药物**

抑制葡萄糖吸收类的药物包括阿卡波糖、伏格列波糖等。

**（五）增强胰岛素敏感性的药物**

能够增强胰岛素敏感性的药物，包括盐酸吡格列酮、马来酸罗格列酮等。

**（六）促进胰岛素分泌的多肽**

肠道分泌的促进胰岛素分泌的多肽，包括西格列汀、沙格列汀、维格列汀等。

**（七）胰高血糖素样多肽**

胰高血糖素样多肽包括艾塞那肽、利拉鲁肽，这类药物还可以通过大脑中枢来抑制食欲，从而降低血糖。

**（八）钠－葡萄糖协同转运蛋白2抑制剂**

钠-葡萄糖协同转运蛋白2抑制剂主要为列净类，如达格列净、卡格列净等。

**（九）使用降糖药物注意事项**

1. 遵医嘱使用药物

一般来说，医生会根据每个糖尿病患者不同的病情推荐相应的降糖药物，患者一定要遵照医嘱，在医生指导下用药，而不要随意听从身边病友或者朋友的建议自行使用降糖药物。

2. 药物的使用方法

不同药物的作用机制不同，因此服用时间和次数也是有差别的，比如促进胰岛素分泌类的药物，如肾脏病格列齐特、格列吡嗪、格列喹酮、瑞格列奈等应该在餐用药前半小时服用，二甲双胍类药物应该在餐中或餐后服用；阿卡波糖应在吃第一口饭时一同服用；而胰岛素增敏剂及一些新型的降糖药物则不受进食的影响。

3. 其他

服用患者药物期间应该注意监测血糖，避免大量饮酒等。

## 七、其他药物

CKD 患者在使用如降脂药、降尿酸药、调节钙和骨代谢药等药物时，应避免使用可能对肾脏有害的药物，如某些解热镇痛药、抗生素、镇痛剂、造影剂等。在使用中药治疗时，也应避免使用可能含有对肾脏有毒性的成分，如马兜铃酸类的中药药材。此外，在使用任何药物之前，应咨询医生或药师，确保药物的安全性和适宜性。

于晓涵

## 参考文献

［1］司方莹，薛莹，岳晓红. 临床药师开展慢性肾脏病患者的药物重整实践［J］. 中国药房，2020，31（19）：2410-2414.

［2］程庆砾. 慢性肾脏病患者他汀类药物的应用［J］. 肾脏病与透析肾移植杂志，2019，28（4）：353-354.

［3］《中国围透析期慢性肾脏病管理规范》专家组. 中国围透析期慢性肾脏病管理规范［J］. 中华肾脏病杂志，2021，37（8）：690-704.

［4］ODUM L，WHALEY-CONNELL A. The role of team-based care involving pharmacists to improve cardiovascular and renal outcomes［J］. Cardiorenal Med，2012，2（4）：243-250.

［5］ST PETER W L，WAZNY L D，PATEL U D. New models of chronic kidney disease care including pharmacists：improving medication reconciliation and medication management［J］. Curr Opin Nephrol Hypertens，2013，22（6）：656-662.

［6］ SALGADO T M，MOLES R，BENRIMOJ S I，et al. Pharmacists' interventions in the management of patients with chronic kidney disease：a systematic review［J］. Nephrol Dial Transplant，2012，27（1）：276-292.

［7］ NATIONAL KIDNEY FOUNDATION. K/DOQI clinical practice guidelines for chronic kidney disease：evaluation，classification，and stratification［J］. Am J Kidney Dis，2002，39（2 Suppl 1）：S1-266.

［8］ MA Y C，ZUO L，CHEN J H，et al. Modified glomerular filtration rate estimating equation for Chinese patients with chronic kidney disease［J］. J Am Soc Nephrol，2006，17（10）：2937-2944.

［9］ 吴锋，孙悦，何立群. 中医药治疗慢性肾衰竭疗效的系统评价［J］. 中国中西医结合肾病杂志，2011，12（8）：687-689.

［10］ 徐方云. 冬虫夏草及发酵虫草菌丝体的临床应用［J］. 药品评价，2005，2（4）：255-265.

［11］ 赵进喜，王世东，傅强，等. 中医治疗高尿酸肾病及其研究进展［J］. 药品评价，2014，11（1）：28-31.

［12］ 方蕾，黄扬扬，伍学琪. 罗沙司他与重组人促红素治疗维持性血液透析患者肾性贫血的效果［J］. 中国医药导报，2021，18（11）：137-140.

［13］ MASSIE A B，WERBEL W A，AVERY R K，et al. Quantifying excess deaths among solid organ transplant recipients in the COVID-19 era［J］. Am J Transplant，2022，22（8）：2077-2082.

［14］ MAHALINGASIVAM V，SU G，IWAGAMI M，et al. COVID-19 and kidney disease：insights from epidemiology to inform clinical practice［J］. Nat Rev Nephrol，2022，18（8）：485-498.

［15］ FLYTHE J E，ASSIMON M M，TUGMAN M J，et al. Characteristics and outcomes of individuals with pre-existing kidney disease and COVID-19 admitted to intensive care units in the United States［J］. Am J Kidney Dis，2021，77（2）：190-203. e1.

［16］ BAKER M，PERAZELLA M A. NSAIDs in CKD：are they safe?［J］. Am J Kidney Dis，2020，76（4）：546-557.

［17］《中国高血压防治指南》修订委员会. 中国高血压防治指南 2018 年修订版［J］. 心脑血管病防治，2019，19（1）：1-44.

［18］ 中国医师协会内分泌代谢科医师分会. 2 型糖尿病合并慢性肾脏病患者口服降

糖药治疗中国专家共识（2019年更新版）［J］.中华内分泌代谢杂志，2019，35（6）：447-454.

［19］中华医学会肾脏病学分会专家组.糖尿病肾脏疾病临床诊疗中国指南［J］.中华肾脏病杂志，2021，37（3）：255-304.

# 第七章

# 慢性肾脏病患者的运动策略

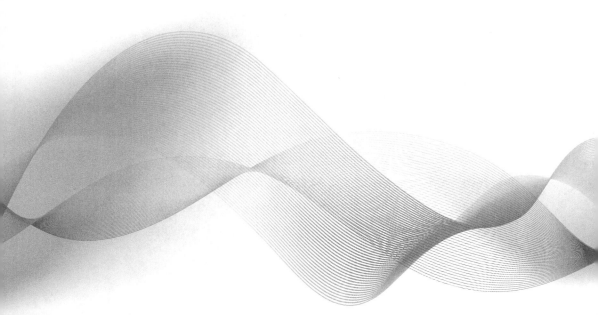

# 第一节　运动康复策略对慢性肾脏病患者的意义

　　慢性肾脏病（chronic kidney disease，CKD）患者随着病程进展，逐渐出现肌肉酸痛、乏力、运动量减少等不适。传统观念认为剧烈运动可能引起交感神经兴奋，造成肾灌注不足加重肾损害；且CKD患者体力差、长期营养不良，需限制活动。因此，CKD患者普遍存在活动量减少的问题。

　　研究发现，运动不仅不会加剧肾功能恶化，反而在改善CKD患者营养不良-炎症-动脉粥样硬化综合征、提高患者心肺耐力和生活质量方面有着药物不可替代的重要作用。因此，改善全球肾脏病预后组织（Kidney Disease: Improving Global Outcomes，KDIGO）发布的指南推荐CKD患者应适当运动。运动具有以下几个方面的意义。

## 一、提高心肺耐力

　　随着病情进展，CKD患者逐渐出现乏力，四肢肌肉、关节疼痛，活动后心累感等不适。研究发现，在CKD早期阶段，患者的心肺耐力已经降低，CKD G1—4期患者的最大摄氧量降至健康人的50%~80%，进而促使其身体功能下降、活动耐量降低、肌肉逐渐萎缩。而有氧运动，可增加CKD患者的骨骼肌纤维数量，能不同程度地改善患者的肌肉力量和强度。

　　终末期肾功能衰竭（end stage renal disease，ESRD）患者通过有氧运动，能够促进蛋白质合成，并防止其分解，增加肌肉容量，促进萎缩肌肉恢复，进而改变ESRD患者的肌肉耐力和最大摄氧量，增强患者心肺耐力。

## 二、调节血压、血糖、血脂

　　运动锻炼通过增加糖原氧化，可改善CKD患者的糖、脂代谢，增强机体能量代谢，减轻动脉粥样硬化，降低心血管疾病发生的风险，从而改善预后。以传统运动方式——太极拳为例，一方面能加速低密度脂蛋白的降解，减少胆固醇对高密度脂蛋白的抑制作用，改善血脂；另一方面，能促进毛细血管舒张，并改善血压。

## 三、减轻炎症状态

由于免疫功能紊乱，CKD 患者的机体处于微炎性状态，这种微炎性状态不仅易引发感染和蛋白质能量营养不良，还随着肾功能的减退逐渐加剧，进而加速肾功能的恶化，严重影响患者的预后。

无论是在健康者中，还是在慢性病患者中，有氧康复运动均能减少其血液中 C 反应蛋白及白介素 -6、肿瘤坏死因子等炎性因子水平，保护线粒体功能，减少氧化应激，从而降低机体炎性状态，改善患者焦虑、抑郁状态，降低心血管疾病的发病风险，并提高患者生活质量。

## 四、延缓肾功能衰退

运动训练对 CKD 患者的心血管疾病、运动能力、蛋白能量消耗、肌肉力量、慢性炎症和肾功能等方面都有正面影响，这有助于延缓肾功能的衰退。

## 五、改善透析效率

在维持性血液透析患者中，不善于运动的患者死亡率高于善于运动的患者。研究表明，透析间期进行中等强度的运动训练，可增加肌肉间血液循环，加快组织细胞内的溶质转运速度，充分排出毒素，提高透析效率。因此 KDIGO 指南建议，对维持性血液透析患者，应在透析中或透析间期进行中等强度的有氧运动。

## 六、降低死亡率和心血管事件风险

进行适当体力活动的 CKD 患者，其死亡率和主要心血管不良并发症的风险较低，这凸显了运动对心脏健康和长寿的重要性。总之，运动对 CKD 患者来说是一种重要的辅助治疗方法，可以改善他们的整体健康状况，提高生活质量。然而，运动计划的制订应根据患者的具体健康状况和运动能力进行个性化调整，并在专业医护人员的指导下进行。

# 第二节　慢性肾脏病患者的运动管理

运动功能是指参与运动和训练的能力，其评定包括心肺功能评定、肌力与肌耐力评定、柔韧性评定、平衡功能评定。在开始运动康复之前，应详细记录CKD 患者的既往史和现有慢性病、危险因素及治疗方案，常规评估患者的日常生活活动能力、生活质量，慢性肾脏病患者进行运动评估是一个复杂的过程，需要综合考虑患者的具体情况和健康状况。

CKD 患者在进行中、高强度运动前，应该在专业医护人员的指导下进行运动负荷试验。此外，还应在医护人员指导下进行运动测试，监测患者的血压、脉氧、心电图等生理指标，以及使用 Borg 主观疲劳感觉评分评估其主观疲劳程度，并观察可能出现的临床症状，以确保运动测试过程中的安全性。

## 一、运动前评估

### （一）了解患者的体力活动和最大摄氧量

慢性肾脏病患者的体力活动会随着肾功能下降而降低。最大摄氧量（maximal oxygen consumption，$VO_{2max}$)是评估成年个体生理功能的重要指标，但对慢性肾脏病患者而言，由于疲劳或呼吸困难，他们可能无法达到真实的$VO_{2max}$。

### （二）运动负荷试验

CKD 患者在进行中、高强度运动前，应在专业医护人员的监督下进行运动负荷试验，以评估患者对递增强度运动训练的承受能力。

1. 简易运动能力测试

简易运动能力测试包括 6 分钟步行实验、坐立试验、起立行走试验等，用于评估患者的运动能力。

2. 制订个体化运动处方

根据患者的最大摄氧量水平，将运动强度分为低、中、高强度三个类别。中强度运动需达到最大摄氧量的 50%~70%。运动处方应包括有氧运动、抗阻运动和灵活性训练，每周至少 3 次，每次 30~60 分钟。

3. 注意事项

对于 CKD 患者来说，适当地运动可以提高心肺耐力、肌力和肌肉容积，降低心血管疾病风险，延缓肾功能衰竭的进展，提高生活质量。CKD 患者是心血管疾病的高危人群，在进行运动时应格外谨慎。因此，评估和处方的制定应由专业医护人员进行，以确保患者的安全和运动效果。当存在血压异常、未控制的心肺疾病，或近期发生过急性临床事件时，应避免进行剧烈运动。

## 二、运动处方及方式

### （一）运动处方

1. 频率

频率，即运动的次数。建议患者每周运动 3~5 次。建议稳定的维持性血液透析患者在透析前 2 小时，每次 30~60 分钟，每周 3 次进行运动。

2. 强度

所有 CKD 分期的患者都可进行中等强度的有氧运动或抗阻运动训练。对于有跌倒风险的患者，建议进行平衡训练。一般以运动时的心率作为判断运动强度的指标，建议运动时心率不超过根据年龄计算出的最高心率［最高心率（次/分）=170−年龄（岁）］，或运动时心率维持在计算最大心率的 60%~80% 之间。出于安全考虑，还可以将患者的主观一般感觉作为心率的补充判断，以更有效地监控运动强度。

3. 时间

建议准备和放松运动 5~10 分钟，有氧运动 30~60 分钟，每周 3~5 次；抗阻力运动 30~45 分钟，每周 2~3 次；柔韧性运动 10 分钟，每周 5 次。

4. 个体化

CKD 患者在选择运动方式时，需要考虑个人的健康状况、体能水平以及肾脏病的阶段。

**（二）运动方式。**

1. 有氧运动

有氧运动包括散步、慢跑、骑自行车（固定或户外）、游泳和跳舞。这类运动有助于提高心肺功能，并能帮助控制体重和血压。

2. 抗阻运动

抗阻运动包括使用哑铃、阻力带、健身器械或进行体重训练（如深蹲、俯卧撑）。这类运动有助于增强肌肉力量和耐力，可以提高生活质量，减少肌肉流失。

3. 灵活性训练

灵活性训练包括瑜伽、普拉提、太极和伸展运动。这类运动有助于提高关节的活动范围和灵活性，保持身体柔软性和平衡能力。

4. 平衡训练

对于老年患者或平衡能力较差的患者，进行专门的平衡训练也很重要，如单腿站立、走平衡木等。

5. 团体运动

参加团体运动，如羽毛球、乒乓球等，不仅可以提供身体锻炼，还有助于社交和心理健康的提升。

在开始任何运动计划之前，CKD 患者应该咨询医生或专业的运动康复师，以确保运动计划的安全性和适宜性。运动时应该遵循渐进原则，避免过度劳累，同时要注意监测血压、心率等生命体征，确保运动过程中的安全。如果在运动过程中出现任何不适，应立即停止并寻求医疗帮助。

## 三、安全有效运动康复的注意要点

### （一）制订个体化运动计划

根据患者的具体健康状况、体能水平、年龄和偏好制订个性化的运动计划。

### （二）选择低强度运动

对于 CKD 患者来说，开始时应该选择低强度的运动，如散步、太极拳、瑜伽和水中运动。这些运动对心脏的负担较小，同时能够帮助改善血液循环和肌肉力量。

### （三）逐渐增加强度

随着体能的提高，患者可以逐渐增加运动的强度和时间，但必须缓慢进行，以避免过度劳累。

### （四）监测患者反应

在运动过程中，患者应该密切监测自己的身体反应，如疲劳、呼吸急促或不适。如果出现任何不寻常的症状，应立即停止运动并咨询医生。

### （五）保持适当的体液平衡

CKD 患者可能存在体液平衡问题，因此在运动期间应该适当补充水分，但要避免过量饮水。

### （六）避免高冲击力运动

CKD 患者应避免高冲击力运动，如跑步、篮球或足球，因为这些运动可能导致肾脏受损或加重肾脏负担。

### （七）定期检查

在运动期间，患者应定期进行血液和尿液检查，以监测肾功能和电解质平衡。

### （八）营养支持

CKD 患者可能需要特殊的饮食管理，包括限制蛋白质、钠、钾和磷的摄入。在运动康复期间，应确保充足的能量和营养摄入，以支持身体活动和恢复。

### （九）遵循医嘱

最重要的是，患者应遵循医生的建议，并在整个运动康复过程中保持与医疗团队的沟通。

CKD 患者进行运动康复时，目标是提高生活质量，提高体能，减少并发症的风险，减缓肾脏功能的进一步下降。然而，每个患者的情况都是独特的，因此运动计划应该根据个人的具体情况来制订。

## 参考文献

［1］中国医师协会康复医师分会肾康复专业委员会.我国成人慢性肾脏病患者运动康复的专家共识［J］.中华肾脏病杂志，2019，35（7）：537-543.

［2］张帆，王蔚琼，张华春.慢性肾脏病的运动康复临床实践指南及专家共识解读［J］.中国血液净化，2022，21（2）：111-114.

［3］MALHOTRA R，KUMAR U，VIRGEN P，et al. Physical activity in hemodialysis patients on nondialysis and dialysis days：prospective observational study［J］. Hemodial Int，2021，25（2）：240-248.

［4］KIDNEY DISEASE：IMPROVING GLOBAL OUTCOMES （KDIGO） TRANSPLANT WORK GROUP. KDIGO clinical practice guide line for the care of kidney transplant recipients［J］. Am J Transplant，2009，9 Suppl 3：S1-S155.

［5］TAKAHASHI A，HU S L，BOSTOM A. Physical activity in kidney transplant recipients：a review［J］. Am J Kidney Dis，2018，72（3）：433-443.

［6］毛立伟，陆甘，王磊.有氧运动联合低水平抗阻训练对老年慢性阻塞性肺病患者肺功能与运动能力影响的观察［J］.中国康复医学杂志，2018，33（8）：928-933.

［7］戴珊珊，马迎春.透析中递增式抗阻运动对维持性血液透析患者营养状况及体脂成分的影响［J］.中华肾脏病杂志，2021，37（5）：434-437.

［8］刘玉洁，余婷婷，关永娟，等.基于微信的个体化健康教育对维持性血液透析患

者水钠控制依从性和生活质量的影响〔J〕.中国数字医学，2019，14（11）：118-120.

〔9〕 KANG S H，DO J Y，JEONG H Y，et al. The clinical significance of physical activity in maintenance dialysis patients〔J〕. Kidney Blood Press Res，2017，42（3）：575-586.

〔10〕 BELLIZZI V，REGOLISTI G. What is the role of exercise in chronic kidney disease?〔J〕. Nephrol Dial Transplant，2020，37（2）：258-261.

〔11〕 王维平，何萍，熊长青.维持性血液透析患者甲状腺功能异常与炎症的关系〔J〕.中国中西医结合肾病杂志，2015，16（11）：1004-1005.

〔12〕 JHAMB M，WEINER D E. Exercise to improve physical function and quality of life in CKD〔J〕. Clin J Am Soc Nephrol，2014，9（12）：2023-2024.

〔13〕 WU Y，HE Q，YIN X，et al. Effect of individualized exercise during maintenance haemodialysis on exercise capacity and health-related quality of life in patients with uraemia〔J〕. J Int Med Res，42（3）：718-727.

〔14〕 中国中西医结合学会肾脏疾病专业委员会.慢性肾衰竭中西医结合诊疗指南〔J〕.中国中西医结合杂志，2015，35（9）：1029-1033.

〔15〕 HU S S，ZHOU C M，LI Q，et al. Association of platelet/lymphocyte ratio and neutrophil/lymphocyte ratio with protein-energy wasting in maintenance hemodialysis patients〔J〕. Zhonghua Yi Xue Za Zhi，2019，99（8）：587-592.

# 第八章

# 慢性肾脏病患者的人文关怀

# 第一节 慢性肾脏病患者的心理表现

慢性肾脏病（chronic kidney disease，CKD）起病相对隐匿，病情进展逐渐加重。反复发作和高额的治疗费用，不可避免地给个人、家庭带来沉重精神负担和经济压力，易造成慢性肾脏病患者合并心理障碍和性格改变，如敏感、易怒、抑郁、焦虑及精神萎靡等。据文献报道，有70.4%的血液透析患者存在不同程度的抑郁。这种负性心理体验严重影响患者日常生活。尽管随着医疗技术的不断发展，慢性肾脏病患者生存率逐年上升，但其心理障碍严重影响患者生存质量，而且合并心理障碍会导致临床上营养不良、炎症反应较正常患者明显增高，进一步导致患者心理症状加重，从而陷入恶性循环，严重影响了患者生存质量。

## 一、慢性肾脏病患者初期心理表现

### （一）焦虑和抑郁

CKD以其难以根治的特性及治疗所需的高昂费用，给患者形成了巨大心理压力，是一种较强心理应激源，长期作用于人体后引发各种心身症状。抑郁和焦虑是CKD患者遇到的最常见心理问题，且与心理障碍与躯体症状密切相关。

患者主要表现为注意力不集中、表情淡漠或易激动、易怒、记忆力减退、警觉力下降、定向力减退、反应较迟钝、思考缓慢、工作效率低等认知功能下降等症状。

### （二）睡眠障碍

CKD患者中常见的睡眠障碍是睡眠呼吸暂停，通常认为睡眠呼吸暂停与代谢性酸中毒或过度换气导致体内酸性物质减少有关，即发生呼吸节律的改变或引起不规律的呼吸抑制。另外，尿毒症毒素或其他代谢异常亦可影响呼吸调节。大多数透析患者存在较轻微的失眠，短暂的失眠与社会心理的紧张性刺激有关。在部分透析患者中，中等程度的失眠也很常见。

不宁腿综合征（restless legs syndrome，RLS）是一种与睡眠相关的运动障碍性疾病，也是 CKD 患者睡眠障碍的重要因素之一。RSL 患者常感双腿疼痛、局部表面皮肤感觉麻木或感觉不均匀，常在四肢远端，严重者有间歇性跛行、肢体活动障碍，在夜间睡眠时大约每 20 秒、40 秒发生 1 次相应患病肢体的不自主活动。

### （三）悲观、绝望、自杀

随着 CKD G5 期患者透析次数增加或病情恶化，原有希望逐渐破灭，长期饮食控制、反复抽血检查加之经济困难导致患者感到绝望，产生放弃治疗的心理。在悲观绝望情绪下 CKD 患者较正常人群易于出现自杀倾向，研究表明透析患者的自杀比例较正常人群高 10~25 倍。

## 二、慢性肾脏病患者疾病缓解期及康复期心理表现

CKD 患者在疾病缓解期和康复期的心理表现可能会有所不同，这取决于多种因素，包括疾病的严重程度、患者的人格特质、社会支持系统以及个人对疾病的适应能力。以下是一些可能的心理表现。

### （一）缓解期心理表现

1. 焦虑减少

随着病情的稳定和症状的减轻，患者的焦虑水平可能会有所下降。

2. 情绪改善

患者可能会乐观和积极，对未来怀有希望。

3. 适应生活

患者可能会开始适应疾病带来的生活方式改变，如饮食限制、药物治疗等。

4. 社交活动

患者可能会尝试重新参与社交活动，与家人和朋友建立联系。

## （二）康复期心理表现

### 1. 自我效能感增强

随着身体状况的改善，患者可能对自己的生活和疾病更有控制感。

### 2. 生活质量提升

患者可能会体验到生活质量的提高，从而提升幸福感。

### 3. 心理弹性提升

面对疾病的挑战，患者可能会发展出更强的心理弹性，更好地应对未来的困难。

### 4. 未来规划

患者可能会开始规划未来，包括职业、家庭和个人目标。然而，患者在这一时期也可能面临一些挑战，如下。

（1）恐惧疾病复发。患者可能会担心疾病复发或进展，这种恐惧可能会限制他们的活动或造成持续的心理压力。

（2）身体形象和自尊问题。尤其是对于那些经历了体重变化、皮肤色素沉着或透析瘘管等身体改变的患者，这些改变可能会影响他们的自尊和身体形象。

（3）长期的心理压力。慢性疾病带来的长期压力可能会导致疲劳、抑郁或焦虑。

（4）社会隔离。即使病情好转，患者也可能因为担心健康问题而避免社交活动，导致社会隔离。

因此，对CKD患者的心理支持应该是持续不断的，不仅在病情恶化时需要，而且在病情的缓解期和康复期也同样重要。医护人员、心理专家和社会工作者应该共同努力，为患者提供全面的支持，帮助他们应对疾病带来的心理挑战。

## 三、慢性肾脏病患者影响心理健康的相关因素

### （一）心理障碍的引发因素

（1）疾病因素。慢性肾脏病无法根治只能通过替代治疗延长患者生命，巨大的心理落差会给患者带来恐惧感，导致他们心情烦躁、忧虑不安，甚至对治疗失去信心、悲观绝望。

（2）生活自理能力低下。

（3）异常心理状态。患者对透析时的穿刺和疼痛的惧怕，都可能引发异常心理状态，这些状态具体表现为焦虑、忧郁、情绪低落、意志脆弱以及自控能力差等。

CKD G5 期患者都伴随即刻并发症和远期并发症，这些并发症作为疾病转归的重要标志，必然对患者心理健康构成潜在威胁。研究发现，患者的躯体症状及并发症的严重程度与其临床相关的抑郁、焦虑水平及总体心理健康水平之间呈显著的正向关联。例如，并发糖尿病、高血压等疾病的患者更遭受抑郁、焦虑、失眠以及心因性性功能障碍等心理障碍。

### （二）生理因素

CKD 患者大部分伴有性欲减退、性功能减弱，但是机制尚不明确。如锌缺乏、自主神经病变、阴茎血供的改变、荷尔蒙分泌障碍、下丘脑 - 垂体 - 性腺轴功能障碍、甲状腺功能亢进、已经出现的心理问题及抗高血压药物、抗抑郁药的使用等因素均可引起性功能障碍。CKD 患者一旦出现慢性性功能障碍，可能导致更加严重的情感问题和婚姻内部冲突，从而形成恶性循环，加剧慢性肾脏病患者的抑郁症状和治疗的不依从性。

### （三）经济因素

CKD 患者因需要接受一体化治疗而面临多重挑战：用药多、病程长、花费巨大，而且需要每周 2~3 次定期透析。同时，并发症可能阻碍患者正常工作，进而影响其获取经济保障的能力，导致其经济来源减少。此外，当前医疗体制和社会保障体系存在的局限性。部分患者因担心经济负担而不能确保接受正规

的治疗，使得病情加重不能控制。巨大的精神压力和面对死亡的恐惧心理使患者易陷入焦虑和抑郁。

### （四）社会支持因素

社会支持从性质上可以分为两类，一类为客观的、可见的、实际的支持；另一类是主观的、体验到的、情感上的支持，是个体在社会中受尊重、被支持、理解的情感体验和满意程度。社会支持是影响 CKD 患者健康水平的一个主要因素，如果增加社会支持可相应地减少危险率。社会支持较少的患者 5 年死亡率是社会支持较多的患者的 3 倍。

### （五）家庭因素

家庭通过提供心理支持、正向反馈来帮助患者，缓冲患者精神压力，从而保持其精神健康。研究发现，CKD 患者的焦虑和抑郁的发生率与家庭支持水平呈负相关。调查表明，CKD 患者的一级亲属感到显著的生活负担，这一负担显著降低了他们的生活质量。他们认为日常生活变得乏味，社会接触减少，生活方式改变，安全感下降，对未来充满不确定感。其中，25% 的受试者认为自己出现经济困难，12% 的受试者认为自己必须面对由疾病带来的耻辱。这进一步加重患者的心理负担，导致患者出现抑郁、自暴自弃甚至自杀的想法，从而影响治疗效果。

## 第二节　慢性肾脏病患者心理调适的方法和技巧

慢性肾脏病（chronic kidney disease，CKD）患者由于疾病长期存在，可能会经历生理和心理上的双重压力，包括焦虑、抑郁、恐惧和社交隔离等情绪问题。对这类患者实施心理调适，旨在帮助他们更好地应对疾病，提高生活质量。以下是一些实施心理调适的方法和技巧。

### 一、提高医务人员自身综合素质

医务人员应牢固树立为患者服务的宗旨和理念，把医疗服务质量作为最核心的问题，以优质的、全方位的服务，诠释"以患者为中心"的整体医疗模式。医护人员要真正做到关心、尊重、理解患者，主动热情为患者服务，急患者之所急，想患者之所想，给患者安慰和亲切的感受，减轻患者的痛苦，促进患者的康复。医护人员要不断更新知识、调整知识结构，科学合理地强化人文学科的学习，特别是医学心理学、医学伦理学、医学美学、社会医学等，培养人文修养，将医学专业知识技术与人文素质融为一体。只有这样，才能将人文关怀体现在为患者服务中。

## 二、加强医患沟通交流，建立轻松融洽的医患关系

医护人员应该以人文关怀为核心，创造温暖和谐的服务气氛和医患关系，以患者利益为中心，关心患者，尊重患者。与患者沟通的过程中，要灵活地运用沟通技巧，注重语言交流时保护性、科学性、艺术性、灵活性、解释性、鼓励性相统一的原则。在交流过程中语言亲切，态度诚恳，服务周到，注意维护患者的自尊，耐心倾听患者的诉说，了解患者压力的来源，采取个性化干预措施，如倾听、解释、鼓励、暗示、调整等，通过开放式问题鼓励患者表达自己的情绪和担忧，提高患者的生存康复信心，使患者在就医诊疗过程中，能感受到医护人员的关爱与呵护，唤起患者的求生欲望，树立顽强与疾病作斗争的信念。要增强患者对医务人员的信任和理解，建立相互尊重、理解、信任的新型医患关系。医生在付出真诚和关怀的同时，赢得患者的信任和尊重，从而构建和谐的医患关系。

## 三、重视 CKD 患者及家属的健康教育

CKD 的临床特点是治疗过程长，应注意开展多种形式的宣教活动。针对新发病患者开设"患者课堂"，介绍与入院、住院、门诊定期治疗随访等有关的信息，并解答有关的诊疗问题，了解患者基本情况。针对同一类型的患者，开设"患者讲座"，医生或护士讲授疾病相关知识，帮助患者了解疾病的发生、发展，消除患者对终末期慢性肾脏病的恐惧心理；指导患者在日常生活中注意

相关事项，配合临床治疗，如控制水和盐的摄入，少食含钾高的食物等。指导 CKD G5 期患者自我监测保护动静脉内瘘，告知 CKD G1—3 期患者注意饮食原则、按时服药等。

研究表明，人文关怀及健康教育可以提高 CKD G1—5 期患者生活质量。特别是以下几个方面对患者进行指导。

## （一）认知行为疗法

### 1. 认知重建

医护人员应帮助患者识别和挑战消极的思维模式，如灾难化思维或过度概括，从而引导患者转向更积极的认知方式。

### 2. 行为策略

医护人员应教授患者应对压力的具体技巧，如放松训练、时间管理等解决问题技巧。

## （二）药物治疗

在必要时，应由专业的心理医生评估并开具抗焦虑或抗抑郁药物，以帮助患者改善情绪状态。

## （三）社会资源整合

### 1. 社会工作者介入

社会工作者可以帮助患者获取社会资源，如经济援助、交通安排、社区支持等。

### 2. 职业康复

对于有能力工作的患者，提供职业咨询和康复服务，帮助患者重返工作岗位。

## （四）放松和冥想技巧

### 1. 深呼吸

医护人员应教授患者深呼吸技巧来缓解紧张和焦虑。

2. 冥想和正念练习

医护人员可以通过冥想和正念练习帮助患者集中注意力，减少压力。

**（五）定期随访**

定期对患者进行医学和心理评估，根据病情变化及时调整治疗方案。实施心理调适的方法和技巧时，需要根据患者的具体情况进行个性化调整，并密切关注患者的反应和反馈，以确保干预措施的有效性。同时，要注重保护患者的隐私和尊严，建立良好的医患关系，这对于患者的整体治疗和康复都是至关重要的。

# 第三节　慢性肾脏病患者实施人文关怀的意义

慢性肾脏病（chronic kidney disease，CKD）是一个长期且缓慢进展的疾病，其固有的特殊性、重要性和复杂性使得心理护理显得更为必要和更有意义。长期以来，临床上习惯采用各种生化指标、病死率和生存期等指标作为 CKD 的疗效评价指标。然而，随着健康观和医学模式的转变，医疗措施的目的不仅在于提高患者的生存时间，更应着重于提高其生存质量，增进其身心健康。而且现代治疗的观念和目标已经定位于提高慢性肾脏病患者的长期生存率和提高生存质量。

对 CKD 患者实行人文关怀的主要目标是"以患者为中心"，关心、爱护、尊重患者，为患者提供温馨、细心、爱心、耐心的服务，努力让患者在长期治疗过程中得到生理和心理的双重健康，人文关怀意义如下。

## 一、改善医患关系

医疗活动的对象是可能存在心理障碍的 CKD 患者，这就要求医护人员不仅要掌握专业知识与技能，更要以人为本，尊重、关心、同情患者等。应用人文精神来调节和改善患者心理状态，将人文关怀贯穿在整个医疗过程中，加强医护人员的爱心、责任心的培养，使 CKD 患者在接受长期反复治疗时体会到被尊重、被关爱，从而使医患之间能够相互配合、相互理解，进而建立良好的医患关系。

## 二、促进患者的康复

CKD 患者在长期治疗的过程中，更需要得到理解和尊重。在医疗工作中，一切应以患者的需要为出发点，在严格操作的前提下，关心患者、理解患者、指导患者，让患者感到舒适和安全，帮助患者树立战胜疾病的信心，治疗患者心理障碍，促进患者身心健康，提高其生活质量。研究显示，对慢性肾脏病患者施行人文关怀心理护理措施后，患者焦虑和抑郁的发病率明显降低，对慢性肾脏病患者心理护理在辅助药物治疗，纠正慢性肾脏病并发症中也有明显的效果。

## 三、提高医护人员素质

医务人员在治疗过程中融入人文关怀，理解患者心理状况的实质，这对提高医疗工作质量意义重大。CKD 患者的治疗要求医务人员转变思想，把患者需求放在第一位，尊重患者的人格和尊严，使患者在严谨、愉快的环境中治疗疾病。同时，患者的信任增强了医护人员的责任感和爱心，这种增强进而促进了他们职业素质的提升。

## 四、促使医院提高医疗质量

医院的服务质量会直接影响患者的就诊率及医院的社会认同率。为了持续提升医疗服务质量，医院对医务人员的期望不仅限于卓越的医技水平，更强调提供高质量的服务。这就要求医务人员在医疗服务中要提高对患者心理和生理疾病的双重重视，展现人文关怀，使患者在整个医治过程中感受到尊重和温暖，从而提升医疗质量，满足患者的合理需要，体现医院的社会价值。

于晓涵

# 参考文献

［1］ 陈华.老年尿毒症患者在血液透析诱导期的护理体会［J］.中国社区医师，2019，35（16）：131，133.

［2］ 曹海霞，何淑红.心理护理对尿毒症血液透析患者不良情绪的影响探究［J］.甘肃科技，2020，36（9）：156-158.

［3］ 徐小艳，肖琳.循证护理对尿毒症血液透析患者营养状况、SAS 评分、SDS 评分及生活质量的影响研究［J］.中国保健营养，2020，30（33）：206.

［4］ 张艳，黄金.终末期肾病维持性血液透析患者治疗依从性量表的编制［J］.中国全科医学，2013，16（28）：3312-3316.

［5］ 陆佳丽，潘莲斌，陶建青.维持性血液透析患者心理健康现状及影响因素分析［J］.中外医疗，2021，40（17）：152-154，158.

［6］ 王丹丹.探析心理护理模式对维持性血液透析患者心理健康的影响［J］.云南医药，2021，42（5）：490-492.

［7］ 曹芳萍.综合护理干预对尿毒症血液透析患者不良情绪、治疗依从性及生活质量的影响［J］.中国医药指南，2020，18（31）：145-146.

［8］ 马丽.观察心理护理对维持性血液透析患者心理健康的影响［J］.中国社区医师，2020，36（17）：162，164.

［9］ 黎海英.个性化心理护理对慢性肾脏病 5 期维持性血液透析患者情绪、依从性与护理满意度的影响［J］.透析与人工器官，2022，33（4）：61-64.

［10］ 高彩霞，张利宁，郭小平.心理疏导和精神护理对老年抑郁症患者 SAS、SDS 评分及护理满意度的影响［J］.检验医学与临床，2018，15（2）：220-222.

［11］ 张璐，李贞，罗红梅.世界卫生组织生存质量测定量表对维持性血液透析患者生存质量评价及其信度和效度［J］.中国老年学杂志，2016，36（6）：1484-1486.

［12］ 卢妞.心理护理干预对老年慢性肾脏病患者遵医行为、情绪及生活质量的影响［J］.首都食品与医药，2018（24）：158.

［13］ 茅春霞，黄抱娣，王玲.风险护理管理模式对慢性肾脏病 腹膜透析患者营养状况和生活质量的影响［J］.川北医学院学报，2022，37（11）：1506-1510.

［14］ NOOR H，REID J，SLEE A. Resistance exercise and nutritional interventions for augmenting sarcopenia outcomes in chronic kidney disease：a narrative review［J］. J Cachexia Sarcopenia Muscle，2021，12（6）：1621-1640.

［15］BEETHAM K S，KRISHNASAMY R，STANTON T，et al. Effect of a 3-year lifestyle intervention in patients with chronic kidney disease：a randomized clinical trial［J］. J Am Soc Nephrol，2022，33（2）：431-441.

［16］HSU H T，CHIANG Y C，LAI Y H，et al. Effectiveness of multidisciplinary care for chronic kidney disease：a systematic review［J］. Worldviews Evid Based Nurs，2021，18（1）：33-41.

［17］HE X，WANG Y，FENG C，et al. Preferring self-management behavior of patients with chronic kidney disease［J］. Front Public Health，2022，10：973488.

［18］BLANCHFIELD D，O'CONNOR L. A participatory action research study to inform combined type 2 diabetes and chronic kidney disease care provided in the context of advanced practice nursing［J］. J Adv Nurs，2022，78（10）：3427-3443.

［19］席妤静. 老年慢性肾脏病患者护理中心理干预的实施及干预效果评价［J］.黑龙江中医药，2021，50（1）：323-324.